KB107971

암,
나는 나
너는 너

김범석

항암 치료를 통해 암환자분들이 삶의 질을 유지하고, 의미 있는 삶이 연장되도록 돕고 있다.

서울에서 태어나 서울대학교 의과대학을 졸업했다. 서울대병원 내과에서 전공의 과정을 마친 뒤, 서울대병원 혈액종양내과에서 전임의 과정을 마쳤다. 현재 서울대병원 혈액종양내과 임상부교수로 근무하고 있으며, 미국임상암학회, 미국암학회, 유럽종양내과학회, 대한항암요법연구회, 한국종양내과학회 등 여러 학회 회원으로 활동하고 있다. 제3회 보령의사수필문학상 대상을 받았으며, 『에세이문학』을 통해 수필가로도 등단한 바 있다. 저서로 『진료실에서 못 다한 항암 치료 이야기』, 『천국의 하모니카』, 『항암 치료란 무엇인가』가 있다.
항암 치료를 받는 환자들에게 유용한 정보를 제공하고자 블로그(http://blog.naver.com/bhumsuk)를 운영하고 있다.

암, 나는 나 너는 너

초판 1쇄 발행 2019년 11월 5일
초판 2쇄 발행 2021년 5월 15일

지은이 김범석
펴낸이 양동현
펴낸곳 아카데미북
　　　　출판등록 제13-493호
　　　　주소 02832, 서울 성북구 동소문로13가길 27
　　　　전화 02) 927-2345 팩스 02) 927-3199

ISBN 978-89-5681-191-8 / 13510

＊잘못 만들어진 책은 구입한 곳에서 바꾸어 드립니다.

www.iacademybook.com

이 도서의 국립중앙도서관 출판시도서목록(CIP)은
e-CIP홈페이지(http://www.nl.go.kr/ecip)와 국가자료공동목록시스템(http://www.nl.go.kr/kolisnet)에서
이용하실 수 있습니다. CIP제어번호 : CIP2019043119

암,
나는 나
너는 너

· 김범석 지음

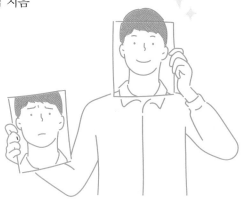

"우리, 희망을 선택하기로 해"

암환자가 아닌, 암을 진단 받은 사람으로 살아가는 법

아카데미북

병원에 대해 너무나 무지했던 제가

아버지를 간호하면서 결정적인 도움을 받았던 것이

가족도 의사도 아닌, 선생님의 책이었습니다.

몰랐으면 한없이 후회와 원망만 쌓였을 잔인한 일들이

선생님의 글로 많은 위안을 받았습니다.

십년 전 일…

정말 많이 늦었지만, 마음 깊이 감사드립니다.

암울했던 시기, 선생님의 책을 만나서 참 다행이었습니다.

아버지가 생각날 때마다

선생님의 건강과 안녕을 기도드리겠습니다.

— 어느 보호자분께서 보내 주신 이메일

암은 누구나 걸릴 수 있는 흔한 병이지만, 여전히 무서운 병입니다. 시중에는 암에 걸린 분들을 위한 책이 많이 나와 있습니다. 그런데 가만히 보면, 암에 대한 책들이 대부분 '암 무조건 완치할 수 있다', '기적을 부르는 □□치료', '○○를 먹어야 한다' 이런 취지로 쓰여져 있습니다.

사람들은 암에 대한 공포감에서 벗어나 희망을 원하기 때문입니다. 암에 대한 특별한 비법이 담겨 있는 희망적인 책을 사서 읽고 암을 극복하길 원합니다. 암과의 싸움에서 무조건 이기길 희망합니다.

희망을 갖는 것은 분명 좋은 일입니다. 하지만 암에 대한 이런 책들을 읽다 보면 암에 대하여 제대로 된 정확한 지식을 전해 준다기보다, 특정 치료법이나 특정 병원을 홍보하는 책자가 많습니다. 책을 상업적 이익의 홍보 수단으로 활용하는 경우도 많고, 책 내용이 현실과 너무나 동떨어진 경우도 많습니다. 심지어 잘못된 정보를 주는 책도 많습니다. 하지만 현실을 한번 냉정하게 생각해 보면, 암을 진단 받고 우리가 처해 있는 현실은 결코 만만치 않습니다.

무조건 완치할 수 있는 장밋빛 현실이라면 왜 아직도 수많은 사람들이 암으로 고통 받고 있을까요? 그 수많은 사람들은 뭔가를 모르고 있거나, 잘못하고 있어서 암으로 고통 받고 있을까요?

어려울수록 어려움과 맞설 용기를 갖는 것이 중요합니다. 그러기 위해서는 우선 우리가 처해 있는 현실을 정확하게 알아야만 하고 공부를 많이 해야 합니다. 현실을 좀처럼 받아들이기 힘들다고 해서 현실을 외면하거나 피하려 하고, 장밋빛 희망만 찾으려 한다면 이는 암을 대처하는 현명한 생각이 아닙니다.

예전에 『암과 싸우지 말고 친구가 돼라』라는 책이 베스트셀러가 된 적이 있었습니다. 암과 싸우지 않고 암과 친구가 된다는 것. 어찌 보면 어려운 일처럼 보이기도 하지만 굉장히 중요한 일입니다. 너 죽고 나 죽자는 식으로 내가 어떻게 되든지 암과 죽기 살기로 싸우기보다는 암과 슬기롭게 공존할 수 있는 방법을 찾아야 합니다. 암을 대할 때 '너는 너, 나는 나' 이런 마음으로 임하는 것이 좋습니다. 암을 진단 받고 암이 나를 심리적·신체적으로 괴롭히겠지만, 나는 최대한 암에게 구속되지 않겠다는 마음가짐을 가지라는 말입니다. 그러기 위해서는 긍정적인 자아상을 갖고 스스로의 자존감을 유지해야 하며, 무엇보다 '암환자'로 살아가지 말고 '암을 진단 받은 사람'으로 살아가야 합니다. 암이 내 몸에서 순순히 물러나 줄지 결과는 아무도 모르지만, 최선을 다해 치료를 받으며 본인 생활을 가꾸어 나가야 합니다. 암을 진단 받은 사람으로 하루하루를 열심히 살아가야 하고 암에 대해 공부도 많이 해야 합니다. 그런데 문제는, 어떻게 생활을 해야 하는지 막연하다는 점이고, 아무도 암 진단 후 투병 생활에 대해 자세히 이야기해 주지 않는다는 점입니다.

암이라는 큰 병을 진단 받고 나면 두려운 마음이 앞을 가리고 무엇을 어디서부터 어떻게 해야 할지 막연한 마음이 들기 마련입니다. 중요한 것은 담당의사에게 물어봐야 하겠지만, 우리나라처럼 3분 정도의 짧은 시간 내에 진료를 받아야만 하는 현실에서는 제대로 질문을 하는 일도 쉽지 않습니다. 물어보고 싶어도 누구에게 무엇을 어떻게 물어보아야 할지 마땅치가 않은 것이 우리가 처해 있는 현실입니다.

예전에 공중보건의로 근무하던 시절, 이러한 현실적 이유로 항암 치료 받는 분들께 도움을 드리고자 『진료실에서 못 다한 항암 치료 이야기』라는 블로그를 운영하기 시작하였고, 블로그의 내용을 정리하여 2008년에 같은 제목으로 책을 출판하였습니다. 하지만 책이 나온 것이 10년 전이라 새로운 내용에 대한 보완이 필요해졌습니다. 편집도 새로 필요했고, 자료에 대한 보강이 필요해졌습니다. 특히 제 책 전체에 밑줄 그어 가면서 몇 번씩 읽었다고 말씀하시는 환자분들, 그리고 책 내용이 환자의 투병 생활에 큰 도움이 되었다고 말씀하시는 보호자분들을 보며, 보다 나은 책으로 정확한 정보를 드려서 환자와 보호자분들께 실질적인 도움을 드리는 것이 저의 의무라는 생각이 들었습니다. 환자분들에게는 믿고 의지할 곳이 있어야 하는데, 제대로 된 책이 꼭 필요하다고 느꼈습니다.

고민 끝에 『진료실에서 못 다한 항암 치료 이야기』라는 책을 절판하고, 그 내용을 개정 보완하였습니다. 내용이 늘어나다 보니 책을 여러 권으로 나누게 되었고, 내용을 보강하다 보니, 아예 새로 다시 쓰게 되었습니다. 2015년에 펴낸 『항암 치료란 무엇인가』가 1권이라면 이 책은 2권에 해당합니다. 원래 계획은 『항암 치료란 무엇인가』라는 책을 내고, 바로 이어서 책을 내고 싶었으나, 원고를 쓸 시간이 없이 너무 바빴다는 핑계로 책이 늦게 나오게 되었습니다.

전작인 1권 『항암 치료란 무엇인가』에서 암과 항암 치료에 대한 구체적인 내용을 다루었다면, 후속작인 2권 『암, 나는 나 너는 너』에서는 암을 가지고 투병 생활을 하는 실생활에 대한 내용을 다루었습니다. 이 책은 『항암 치료란 무엇인가』의 '생활편'이라고 생각하시면 됩니다. 이 책과 『항암 치료란 무엇인가』를 함께 읽으시면 암에 대한 내용, 치료 전반 및 생활 방법에 대한 내용을 다 살펴보실 수 있어서 도움이 될 것입니다.

이런 책은 많이 팔리는 책은 아니지만 누군가에게는 정말 꼭 필요한 책입니다. 암을 진단 받고 어떻게 해야 할지 막연한 환자분이나 가족분들 한두 분이라도 읽고 실제적인 도움이 된다면 저로서는 소기의 목적을 이룬 것입니다.

책의 내용은 진료실에서 자주 받는 질문 위주로 구성되어 있습니다. 쉽게 이해하도록 대화를 많이 넣었고, 이론적인 내용보다는 실질적으로 도움이 되는 내용 위주로 구성하였습니다.

이 책은 모두 5장으로 구성되어 있습니다.

물론 책의 내용들이 본인의 개별 상황과 맞지 않는 부분이 있을 수 있습니다. 이 책을 읽는 분 중에는 완치 목적의 암 치료를 끝내고 홀가분하게 지내는 분도 계실 것이고, 완치 목적이 아닌 생명 연장 목적의 항암 치료를 받는 분도 계실 것입니다. 본인의 상황과 맞지 않는 부분은 과감히 생략하고 넘어가도 무방합니다. 책을 순서대로 읽을 필요도 전혀 없습니다. 본인의 투병 단계에 맞추어서 필요한 부분만 골라서 읽어도 됩니다. 책 내용이 많다 보니 한 번에 다 읽기보다는 관심이 있는 내용 위주로 읽는 것이 좋을 것입니다.

아울러 이 책에 나와 있는 내용들은 일반적인 이야기라는 점을 말씀드리고 싶습니다. 일반적으로 볼 때 암에 관해서 그러하다는 내용입니다. 그러다 보니, 책의 내용이 환자분들이 개별적인 상황을 반영하지 못한 부분도 있을 수 있습니다. 환자 본인의 생각과 다른 부분도 있을 수 있습니다. 환자 개개인의 특수한 상황에 맞추어 보면 일반론적인 이야기가 틀릴 수도 있습니다. 그래서 환자분의 개별적인 상황에 대해서는 담당 의사와 상의하는 것이 가장 좋습니다. 물어보기 위해서는 공부를 해야 합니다. 질문도 알아야 할 수 있습니다. 아무것도 모르는 상황에서는 물어보기도 힘들고 질문하고자 하는 취지도 표현하기가 힘듭니다. 3분 외래에서 질문을 해야 하는데, 당황해서 질문도 못하고 진료가 끝나는 일도 흔합니다. 이 책으로 일반적인 내용에 대해 공부를 한 다음에, 환자 본인에 해당하는 개별적인 사항들을 담당의사에게 질문하면 좋을 것입니다.

이 책이 오늘도 힘든 하루를 살아가는 암환자와 그 가족들에게 조금이나마 도움이 되기를 바랍니다. 이 책을 바탕으로 암 진단 후 투병 생활을 어떻게 꾸려 나갈지를 생각하게 되고, 삶 전체를 다시 꾸려 나가는 계기가 되기를 바랍니다. 많은 분들이 당황하지 않고 암 치료를 잘 받으시기를 바라는 간절한 마음에서 썼으니 편안한 마음으로 읽어 주셨으면 좋겠습니다. 모든 암환자분들의 건강과 행복을 기원합니다.

마지막으로 저에게 많은 가르침을 주셨던 종양내과 은사님들과 사랑하는 가족에게 고마움을 표합니다. 책 원고를 검토해 주시고 피드백을 주셨던 유해수 변호사님, 고주미 선생님, 박혜윤 교수님께 감사드립니다.

2019년 11월
김범석

목차

5장 암 치료 종료 후 건강 관리 ──────────── 197

1

암환자로
살아가는
마음가짐

암은 몸과 마음을 모두 아프게 한다. 암을 처음 진단 받고 나면 큰 충격에서 헤어 나오기 힘들고 마음이 힘들기 마련이다. 마음이 편해야 몸도 편한 법인데, 마음이 편치 않으니 암 치료 과정도 편할 리가 없다. 내 마음이 내 마음 같지 않아 더욱 힘들어진다. 마음이 힘드니 치료는 더욱 힘들게 느껴진다. 이번 장에서는 암 진단 받고 암 치료를 받으면서 마음가짐을 어떻게 해야 하는지, 마음이 너무 괴로울 때에는 어떻게 해야 하는지 함께 살펴보도록 하자.

1. 암을 처음 진단 받고 나서의 마음가짐

"제가 정말 암인 건가요?"

"충격도 크고, 경황도 없으실 것입니다. 제가 드리는 설명도 귀에 잘 안 들어오고, 진료실을 나가면 머리가 멍해지실 겁니다."

"저는 아직도 실감이 안 납니다. 제가 암이 맞기는 한 거지요?"

"네. 안타깝지만 암이 맞습니다. 조직검사 결과가 확실히 암으로 나왔습니다."

"저는 이제 어떻게 되는 건가요?"

처음 암을 진단 받고 나면 대부분의 환자들은 이러한 반응을 보인다. "암에 걸렸다"는 말은 누구에게나 매우 충격적인 소식이다. 많은 환자분들이 의사로부터 '암'이라는 소리를 듣는 순간 너무나 충격을 받아 '눈앞이 캄캄해졌다', '하늘이 노래졌다', '머릿속이 멍해졌다' 라는 이야기를 한다.

그러다가 잠시 정신을 차리고 나서, '아닐 거야', '의사가 오진한

걸 거야', '설마 내가……', '다른 병원에 가서 다시 검사 받아 봐야지'라고 생각하게 된다. 하지만 기대와는 달리 정밀검사를 할수록 암이라는 사실은 바뀌지는 않고, 더 좋지 않은 소식만 전해지므로 더욱 혼란스러워진다.

이러한 반응은 너무나 자연스러운 반응이다. 암환자는 암을 진단 받는 순간부터 육체적 고통과 함께 심각한 정신적 압박에 시달린다. 암에 걸렸다는데 아무렇지도 않다면 그게 더 이상한 일이다. 많은 환자분들은 어느 정도 시간이 지나고 나서야 마음이 가라앉으며, 차차 암에 걸렸다는 사실을 받아들이고 치료를 받을 마음의 준비를 하게 된다. 이 과정이 절대 말처럼 쉬운 과정이 아니다. 이 과정을 잘 이해하고 넘어갈 수 있도록 해야 한다.

암을 진단 받은 후에는 어떠한 마음가짐을 가지는 것이 좋을까? 처음 진단 받은 후에는 다음의 3가지만 잘 이해하고 받아들여도 한결 마음이 편해진다.

1) 암 진단 자체가 결코 죽음을 의미하지 않는다

"선생님, 저는 이제 사형선고를 받았으니 시한부 인생이 되어 버렸네요."
"암 진단을 사형선고라고 생각하진 마세요."
"그래도 저는 사형선고를 받은 심정입니다."

안타깝게도 아직까지도 많은 사람들은 암을 사형선고로 받아들이고 있다. 하지만 의학이 빠른 속도로 발전하면서 암을 치료하는 새로운 방법들도 계속 개발되고 있고, 많은 환자분들이 암 치료를 통해 암을 이겨 내고 있다. 우리나라 전체 암 통계에서는 약 60%의 환자가 적극적인 암 치료를 통해 완치되고 있다.

물론 암이 어느 정도 퍼져 있느냐에 따라서 완치가 안 되는 환자도 많다. 치료 목적이 완치인 환자도 있고, 생명 연장이 목적인 환자도 있고 환자마다 다 다르다. 그리고 현실적으로는 여전히 많은 환자분들이 암으로 사망하고 있다. 하지만 암이 많이 퍼져 있는 상태에서 진단 받았다고 하더라도, 오늘 암을 진단 받았다고 세상이 무너지면서 내일 바로 사망하는 것은 결코 아니다.

암 진단 자체가 죽음 그 자체를 의미하진 않는다. 암 진단 후 가장 먼저 해야 할 일은 '절망이 아닌 희망을 선택하는 것'이다. 죽음은 모든 인간이 단 한 명의 예외도 없이 맞이해야 하는 인간의 숙명인데, 나중에 언젠가는 죽는다면서 60, 70 평생을 슬픔에 빠져서 비관적으로 아무것도 안 하면서 평생을 절망 속에서 살 수는 없지 않은가. 언제 올지 모르는 죽음을 비관하면서 삶 자체를 망가트릴 수는 없다.

암을 진단 받고서 '모든 것이 끝났고 이제 곧 죽는구나'라고 비관적으로 생각해서는 결코 안 된다. 오늘 내가 암을 진단 받아도 세상은 여전히 잘 돌아간다.

암은 하루아침에 생기는 병이 아니다. 대부분의 암은 수년 전부터 이미 내 몸에 있어 왔다. 암을 진단 받은 사람들은 암을 가지고도 암이 있는지도 모른 채 수년간 별 문제없이 살아오다가 암을 진단 받는 것이다. 암이 있어도 암이 진단 가능한 크기로 커져야만 암을 진단할 수 있게 되기 때문이다. 어제나 오늘이나 계속 암은 있어 왔고 몸이 달라진 것은 없는데, 내 마음이 달라지니 세상 모든 것이 달라진 것처럼 보인다. 오늘 암이 진단되었다고 해도 당장 내일 죽지 않는다. 암 진단 자체가 죽음을 의미하지 않는다. 이제부터가 시작일 뿐이다.

2) 지나간 과거를 후회하지 말고 죄책감도 갖지 말자

"선생님, 제가 무슨 잘못을 했기에 암에 걸린 걸까요? 술을 좀 하긴 했지만, 남들보다 더 많이 먹었던 것도 아니거든요. 회사 다니면서 스트레스를 많이 받긴 했는데, 그것 때문에 암에 걸린 걸까요?"

"스트레스 때문에 그런 건 아니니 너무 죄책감을 갖진 마세요."

"그래도 예전 일들이 자꾸 후회가 됩니다. 왜 그렇게 살아왔나 싶기도 하구요."

암을 진단 받게 되면 사람들은 예전에 잘못했던 여러 가지 일들을 떠올리며 자신의 잘못으로 인해 암에 걸린 것은 아닌가 하는 죄책감을 갖게 된다. 특히 술이나 담배를 많이 했던 환자분들이 더욱 그러하다. 물론 과도한 음주나 담배가 암 발생의 확률을 높인다는 것은 이미 잘 알려져 있다. 하지만 개인차가 워낙 크고, 술과 담배만이 원인의 100%는 아니다.

암의 발생과는 아무 관련 없는 일들로 인해 죄책감을 갖는 경우도 많다. 평소 예민한 성격이어서 스트레스를 많이 받는 편이었는데, 스트레스 때문에 암이 생긴 것이라며 본인의 성격을 탓하는 경우도 있다. 직장에서 야근과 회식을 많이 했는데, 그런 영향으로 암에 걸린 것 같다면 괴로워하기도 한다. 시어머니가 스트레스를 주어서 암이 걸렸다며 시어머니를 원망하는 경우도 많다. 죄책감과 원망은 환자에게 자연스러운 감정이긴 하다.

가족은 가족대로 죄책감을 갖는 경우도 많다. 평소에 인스턴트음식을 많이 해 주었는데 그것 때문에 암에 걸린 것 같다고 자책하기도 한다. 담배를 못 피우게 막았어야 하는데, 나 때문에 가족이 암에 걸린 것이라고 믿는 경우도 많다. 물론 살아오면서 특정 발암물질에 오래 노출되면 암에 걸릴 확률이 높아지긴 하지만 그것만이 전부는 아니다. 암의 발생은 오랜 기간에 걸쳐 서서히 나타나는 복잡한 현상이고, 원인을 한두 가지로 명확히 설명하기 어렵다. 어떤 특정 행동 한두 가지 때문만으로 암에 걸리지는 않는다. 암이 생기는 과정은 무척이나 복잡하기에 암의 원인을 한두 가지로 단정하기는 어렵다.

또한 암에 걸리는 것을 100% 막을 수도 없다. 평균수명만큼 산다고 할 때 현재 암은 3명 중 1명이 걸리는 흔한 병이다. 어떻게 암에 걸리는 것을 100% 막을 수 있겠는가. 자기 자신을 책망하는 태도는 환자에게나, 환자를 돌봐야 할 가족에게나 전혀 도움이 되지 않는다. 죄책감을 느끼는 대신 앞으로 어떻게 해 나가야 할지를 고민해야 한다.

3) 암에 대한 올바른 지식을 갖도록 노력하자

암에 대해 자세히 알고 있는 상태에서 암 진단을 받는 사람은 없다. 암은 설마 하다가 얼떨결에 진단 받는 병이다. 암에 대해 모르는 상태에서 암을 진단 받기 때문에 암에 대해 열심히 공부해야 한다. 암의 정체와 치료법에 대해 정확히 알고 있으면 나와 가족이 느끼는 두려움은 훨씬 줄어든다. 우리가 두려워하는 대상은 본디 그 실체를 모를 때 더 두렵게 느껴지는 법이다. 사람은 모를 때 공포를 느낀다. 막상 실체를 정확히 알고 나면 더 이상 두렵지 않게 된다. 또한 암에 대해 정확히 알고 있으면 잘못된 정보에도 쉽게 현혹되지 않는다.

지금은 인터넷의 발달로 정보가 넘쳐나고 있다. 하지만 이 중에는 과학적으로 증명되지 않거나 상업적 목적의 잘못된 정보들까지 한데 섞여 있어 환자와 가족들에게 신체적·경제적으로 손실을 입히는 경우도 많다. 따라서 교과서적인 암 치료법, 표준적으로 가장 많은 사람들이 받는 치료법을 알아보는 것이 중요하다. 치료 효과, 장단점, 부작용에 대해 공부해야 한다. 그래야 내가 주인이 되어 암 치료를 받게 된다. 암에 대해 공부를 해야 의료진과도 효율적으로 대화를 나눌 수 있고, 이해도도 깊어지고, 치료 만족도도 높아진다.

우리는 흔히 고3 이후 성인은 공부를 안 해도 되는 것이라고 생각하며 살아가지만 그렇지 않다. 고 3때까지는 대학시험에 나오는 객관식 문제를 맞히기 위한 공부이지만, 학교에서 하는 공부만 공부가 아니다. 진짜 공부는 일생토록 지속적으로 하는 것이다. 암에 대해서도 공부를 해야 한다. 인생에 대해서도 공부를 해야만 한다. 그래야 마음속의 두려움을 많이 없앨 수 있다.

4) 새로운 삶의 방식을 설계하자

암을 진단 받은 후에는 겪었던 절망적인 마음의 충격이 어느 정도 안정되고 나면, 시기적으로 암 치료를 받는 시점이 된다. 암 치료를 시작할 때에는 치료의 부작용을 두려워하지 않는 마음가짐과 열심히 체력을 관리하겠다는 마음가짐이 중요하다.

암 치료는 한두 달의 치료로 끝나는 단기전이 아니다. 암 치료는 100미터 달리기가 아니라 마라톤과 같다. 오랜 시간에 걸친 관리와 치료가 필요한 장기전이다. 장기전을 대비하기 위해서는 새로운 삶의 방식을 설계하는 것이 중요하다. 지금 나에게 가장 중요한 일은 건강을 되찾는 일이다. 불필요한 일에 에너지를 낭비하지 말고, 건강을 회복하기 위해 에너지를 충전하는 일에 집중해야 한다. 나쁜 습관을 버리고 건강을 되찾을 수 있는 좋은 습관을 찾아 몸에 익혀야 한다. 삶에 대한 태도도 새롭게 할 필요가 있다. 어제의 나와는 완전히 다른 새로운 내가 된다는 기분으로 임해야 한다. 그래야 치료를 더 잘 받을 수 있게 되고, 마음도 홀가분해지게 된다.

완전히 새로운 삶의 방식을 꾸려야 한다. 어떻게 삶에 대한 태도를 새롭게 할지는 뒤에서 다시 자세히 다루도록 하고, 우선 암 진단 후 마음가짐을 새롭게 하기 위해 암환자들은 어떤 심리적 문제를 가지게 되는지부터 살펴보도록 하자.

2. 암환자의 심리 반응

1) 암환자의 다섯 가지 심리 반응 단계

"선생님, 제가 암이 맞긴 한 건가요? 저는 아직도 믿어지지가 않습니다."

"선생님, 저는 정말 열심히 살고 나쁜 짓 안 하고 살았는데, 왜 제가 이런 병에 걸렸을까요?"

"선생님, 저는 제 딸아이가 결혼할 때까지만 살았으면 좋겠습니다. 가능하겠지요?"

"선생님, 그냥 만사가 다 귀찮습니다. 이렇게 사는 게 사는 건가 싶고, 살아도 살아 있는 것 같지 않습니다. 집사람이 밥 차려 오면, 밥은 먹어서 뭐하나 싶어요."

암 진단을 받은 후에는 여러 가지 심경의 변화가 오게 된다. 이러한 심경의 변화는 당연한 것이다. 암을 진단 받았는데, 이를 편안하게 잘 받아들이면 그게 더 이상한 일이다. 주변에서 암에 걸린 사람들 이야기는 많이 들었겠지만, 막상 본인이 암에 걸리는 것은 처음이다. 가족들도 대부분 암을 처음 접하게 된다. 그러기에 다들 우왕좌왕하기 쉽고, 급격한 심리적 변화를 겪는다.

심리적 변화는 많이 힘든 일이다. 하지만 중요한 것은 환자가 자신의 상황을 받아들이고 마음을 다잡아야만 제대로 치료를 받을 수 있다는 점이다. 보호자들도 이러한 변화를 이해하고 환자의 심리를 충분히 이해하려고 노력하고 적극적으로 도와주어야 한다.

우리에게 『인생수업』이라는 책으로 더 잘 알려진 시카고 대학의 정신과 의사 엘리자베스 퀴블러로스Elizabeth KublerRoss는 『죽음과 죽어감』이라는 책에서 '죽음을 앞둔 환자들의 심리 반응'을 5단계 모델로 설명했는데, 암환자가 암 진단을 받아들이는 심리를 이해하는 데에도 유용하다. 그 5단계는 다음과 같다.

1단계 : 부정 - '나는 암에 걸리지 않았다.'
환자가 자신이 암이라는 사실을 전혀 받아들이지 않는다. 진단이 잘못되었을 것이라며 이 병원 저 병원을 돌아다니며 진료를 받기도 한다. 암이란 죽음을 의미하며, 아직 나는 그런 것과는 거리가 멀다고 생각한다.

2단계 : 분노 - '왜 하필 나인가?'
'다른 사람들에게 나쁜 짓 하지 않고 열심히 살았는데, 그 결과가 암이라니……. 다른 사람들은 나쁜 짓 많이 해도 오래오래 사는데 왜 하필 나에게 이런 큰 병이 생겼단 말인가.' 화가 나고 분노가 치밀어 오르는 시기이다. 옆에 있는 사람에게 화를 내고 감정의 기복이 심하다.

3단계 : 타협 – '그래 인정은 한다.'

여기저기 알아봐도 자신이 암에 걸렸다는 사실이 확실하므로 암이라는 사실을 받아들이기 시작한다. 암에 걸린 것이 아니라고 발버둥쳐 봐야 자신만 힘들어지기 때문이다. 자신이 암에 걸렸다는 사실과, 언젠가는 죽을 것이라는 사실은 인정하지만 아직까지 심각하게 받아들이지는 않고 조건부로 받아들인다. 즉 '자녀가 결혼할 때까지는 살 수 있겠지' 또는 '손자를 볼 때까지는 살 수 있겠지' 하는 식으로 말이다. 운명이나 신에게 타협을 구하는 시기이기도 하다. 절이나 교회에 많은 헌금을 하고, 평소에 하지 않던 봉사활동도 한다. 그렇게 좋은 일을 하면 암이 천천히 성장하고 수명이 연장될 것이라고 은연중에 생각한다. 평소보다 더 활기차 보일 수 있다.

4단계 : 우울 – '그래 내 차례다.'

타협의 단계를 통해 좋은 일도 하고 종교에 귀의해 보기도 하고 병원에서 열심히 치료도 받아 보지만, 몸 상태가 점차 나빠지면서 '우울'의 단계에 접어든다. 나름대로 열심히 대처해 왔는데, 결과가 좋지 않으면 환자는 극도의 상실감을 경험한다. 암이 진행되면서 몸이 더욱 힘들어지는 것 외에도 우울하고 무기력해진다. 먼저 죽은 가족들이 생각나고, 이유 없이 눈물이 나기도 한다. 또한 아무것도 할 수 없을 것 같은 무력감에 사로잡힌다. 이때 자칫 '힘내세요' 하는 식으로 접근하다가는 오히려 역효과가 날 수 있다.

5단계 : 수용 – '이제 더 이상 무슨 소용이 있나.'

자신의 운명에 더 이상 분노하거나 우울해하지 않으며, 대개 지나간 자신의 감정들을 이야기하거나 차분해진다. 환자 스스로 임종에 대한 준비를 하기도 한다. 환자와 가족 모두에게 도움과 지지가 필요한 시기이다. 죽음을 수용해 순응하면 죽음에 대한 두려움을 넘어서는 계기가 마련될 수 있다. 죽음을 수용하는 시점에서부터 죽음은 더 이상 걸림돌이나 부정적인 장애물이 되지 않는다.

이 다섯 단계를 거치는 것이 일반적이지만 환자에 따라서는 각 단계가 순서대로 나타나지 않기도 하고, 여러 단계가 한꺼번에 나타나기도 한다. 어떤 환자는 죽을 때까지 죽음을 수용하지 않고, 분노나 우울의 단계에서 멈춰 선 채 힘들게 죽음을 맞이하기도 한다. 사람마다 받아들임이 다르다.

자신이 어떠한 상황에 처해 있든 자신의 상황을 받아들이는 것이 중요하다. 이 다섯 단계를 겪는 시간이 짧으면 짧을수록 환자도 가족도 편안해진다. 물론 이 다섯 단계는 일반적인 흐름일 뿐, 모든 환자들이 절대적으로 겪는 통과의례 같은 것은 아니다. 환자들은 누구나 여러 가지 감정을 겪기 마련이므로 회피나 분노, 우울 등 자신의 감정을 있는 그대로 자연스럽게 인정하는 것이 좋다. 가족은 환자의 심리를 충분히 이해하려고 노력해야 하며, 환자가 두려움을 느끼지 않도록 적극적으로 도와주어야 한다. 환자가 느끼는 두려움에 대해서 솔직하게 대화를 나누는 것이 중요하다.

미국 캘리포니아 주립대 패티슨 교수는 암환자가 느끼는 두려움을 다음의 8가지로 구분했다.

① 누구도 가 보지 못한 죽음이라는 미지의 세계에 대한 두려움
② 가족이나 친지, 동료, 사회로부터 고립되는 두려움
③ 가족을 비롯해 사랑하는 사람들과 영원히 헤어진다는 두려움
④ 자신의 육체가 없어진다는 것에 대한 두려움
⑤ 병에 따른 자기 지배 능력 상실에 대한 두려움
⑥ 고통에 대한 두려움
⑦ '내가 무엇을 위해 이 세상을 살아 왔나' 하는 식의 주체성 상실에 대한 두려움
⑧ 병들어 어린아이처럼 될지 모른다는 퇴행에 대한 두려움

환자가 느끼는 두려움의 정도는 암에 걸리지 않은 사람들이 생각하는 것보다 훨씬 크다. 말하지 않고 겉으로 내색하지 않아도 사람인 이상 누구나 두려울 수밖에 없다. 그런 까닭에 의료진과 보호자가 환자를 적극적으로 도와주어야 하며, 옆에서 해 주어야 할 일이 많다. 하지만 무엇보다도 환자 본인이 상황을 잘 받아들이고 마음을 다잡고 치료에 대한 적극적으로 의지를 내는 것이 중요하다. 암 자체는 누가 뭐래도 환자 본인의 문제이기 때문이다.

2) 암환자에게 흔히 생기는 심리적 문제

암환자가 경험하는 정신적 · 사회적 어려움은 다양하다. 환자마다 정도가 다르겠지만 우울 · 불면 · 불안 · 피로 · 섬망 등의 정신과적 증상부터 가정과 경제, 직업 문제, 대인관계, 사회적인 문제 등 정말 다양하다. 암환자에게 흔히 생기는 심리적 문제는 다음과 같은 것들이 있다.

두려움과 걱정 : 죽음에 대한 공포, 재발, 전이에 대한 불안 등 미래의 불확실성에 대한 두려움이 커진다. 앞으로 닥쳐 올 변화와 언제 어떻게 올지 모르는 고통에 대한 걱정이 많아진다. 심리적으로 예민해져서 작은 신체적 변화에도 큰 병이 아닐까 지나치게 걱정한다.

자신감 상실 : 신체적, 정신적으로 자신감을 잃어 겁이 많아진다. 지나치게 의존적으로 변하기도 하는 반면, 의지해서 지내야 하는 것을 힘들어하기도 한다. 사소한 결정을 내리는 것도 점점 어려워진다.

우울 : 일상생활에 지장을 잘을 정도의 기분 저하, 의욕 감소, 불면증과 더불어 식사를 못하거나 여기저기 아픈 곳이 많아지는 등 다양한 신체 증상을 동반한다. 이는 다음 장에서 자세히 알아보자.

3) 암환자의 우울증

"선생님, 요즘에 제가 기운이 좀 없습니다. 컨디션도 별로고요, 그냥 하루에도 몇 번씩 미칠 것 같아요."

"잠은 잘 주무시나요?"

"잠이 통 안 와요. 두세 시간 자다가 깨다가를 반복해요. 그러고 다음날이면 몸은 더 찌뿌둥해지고……."

"제가 보기엔 우울증 같아 보이는데요. 우울증 상담 한번 받아 보실래요?"

"제가 우울증 같다니요? 저는 그런 사람은 아닌데요."

암에 걸려서 기분 좋은 사람은 한 명도 없다. 암환자가 우울증에 걸릴 확률이 일반인에 비해 2~3배 이상 높으며, 대체로 암환자의 20~30%가 치료가 필요한 우울증을 앓는 것으로 알려져 있다.

암환자가 우울한 것은 당연한 일이다. 하지만 암환자의 우울증은 일반인의 우울증과 다른 양상으로 나타나서 알아차리기가 쉽지 않다. 암환자의 우울증은 암이나 암 치료로 인한 증상과 구분이 어려워 일반인의 우울증에 비해서 알아차리기 쉽지 않다. 환자나 가족이나 의사 모두 우울한 기분을 당연하게 여기며 가볍게 여기는 경향도 있다. 암 치료가 급한 경우에는 우울증은 덜 중요한 문제로 취급받기도 한다. 암 치료 과정에서 우울증은 심각한 문제이지만, 자주 무시되곤 한다.

문제는 이러한 우울증이 단순한 심리적인 고통을 줄 뿐 아니라, 암 치료를 방해하고 삶의 질을 떨어뜨린다는 점이다. 우울증이 찾아오면 기분이 저하되고 삶의 의욕이 떨어져서 만사 귀찮고 아무것도 하기 싫다. 검사는 괜찮다고 하는데, 이유 없이 쉽게 피로해지며 늘 힘이 없다고 느끼기도 한다. 사소한 일에 과도하게 걱정이 많아지고 매사에 몹시 불안하기도 한다. 집중력과 기억력이 저하되어 일상생활이 어려워진다. 부정적인 생각이 떠오르고 과거의 일에 대한 죄책감과 후회에 사로잡혀 괴로워하게 된다. 머리가 아프고 가슴이 답답하고 소화도 안 되고 여기저기 좋지 않은데, 검사를 해 보면 별 이상이 없다며 신경성이라는 소리를 듣는다. 심하게 잠이 안 오거나 입맛이 떨어지는 경우가 생기지만, 어떤 때는 잠을 너무 많이 자거나 폭식을 하기도 한다.

암환자의 심각한 우울증은 암 치료에 좋지 않은 영향을 주고, 암 재발 및 생존율에 직간접적인 영향을 준다. 우울증은 암환자가 의료진의 지시에 잘 따르지 못하고, 힘든 치료 과정을 끈기 있게 따라가지 못하도록 방해하기 때문에 효과적인 암 치료에 지장을 초래할 수 있다. 우울증이 깊어지면 암 치료 과정을 따라가기 어렵고 이렇게 사느니 차라리 치료를 중단하거나 죽는 게 낫지 않을까 절망하기도 한다. 치료를 거부하고 안락사를 요청하기도 하며 심지어 자살을 시도하기도 한다.

적절한 치료와 생활 습관 개선이 병행된다면 우울증은 분명히 좋아질 수 있다. 다행히 지금은 우리나라 대형병원에서는 진료 초기에 간단한 설문을 통해 암환자의 우울증상을 선별하기도 하며, 우울·불안·불면 등 증상 호소를 통해 전문 의료진에게 연계되기도 한다. 이렇게 마음의 고통을 다스릴 뿐 아니라 우울증상을 치료해 성공적인 암 치료에 이를 수 있다.

4) 암환자의 자살

우울한 기분이 지나치게 지속되다 보면 극단적인 선택까지도 생각하게 된다. 자살은 마지막 선택이다. 현실에서의 고통을 벗어날 다른 방법을 찾지 못한 사람이 마지막 순간에 시도하는 것이 자살이다. 다른 방법이 없어 자살을 선택해야만 할 정도의 절망감을 겪어보지 않는 사람은 모른다. 공자님 말씀처럼 자살을 해서는 안 되며 어리석은 선택이라는 등의 이야기는 별로 위로가 되지 않는다. 나는 죽을 만큼 힘든데, 남들이 어떻게 내 마음을 다 알아주겠는가.

내 환자 몇 분을 자살로 잃은 적이 있다. 한 분은 항암 치료를 통해 암이 없어진 상태였는데, 치료가 끝나고 자살을 했다. 나름대로의 사연이 다 있겠지만, 가장 안타까운 것은 우발적으로 자살한 경우이다. 힘든 투병 생활 속에서도 열심히 살던 환자가 가족들과의 사소한 말다툼 끝에 우연히 눈에 띈 농약을 마신다거나 근처에 있던 끈으로 목을 매는 경우가 그런 것이다. 아무리 속상해도 하룻밤만 넘어가면 가라앉고 진정될 것을……

더 안타까운 경우는 마지막 순간에 함께 대화를 나눌 상대가 없어서 자살을 막지 못한 상황이다. 자살하는 사람들은 보통 자살 직전 자신의 뜻을 알리고 누군가에게 구조를 요청한다. 휴대전화로 누군가에게 마지막으로 전화를 했는데, 상대방이 친절하고 기분 좋게 대해 주거나 이야기를 잘 들어주면 대부분은 자살 행동을 접는다. 문제는 그렇게 친절하게 대해 주는 누군가가 하필이면 그때에 없는 경우이다.

겉으로 드러내 놓고 말을 하지 않을 뿐 대부분의 암환자들은 한 번쯤은 자살을 생각한다. 자살하겠다는 구체적인 계획까지는 아니어도 이렇게 구차하게 사느니 차라리 죽는 것이 낫다는 생각을 한 번쯤은 한다. 편안하게 지금 이 순간 그냥 자는 듯이 눈감았으면 좋겠다는 생각을 흔히 한다. 그래도 실천으로 옮기지 못하는 데는 많은 이유가 있다. 남겨질 자녀와 가족들이 눈에 밟히는 것이 큰 이유이고, 살아온 세월만큼이나 사연도 가지각색이기 때문이다.

이들에게는 대화와 따뜻한 관심만이 방법이다. 사랑하는 사람들 특히 가족 간의 따뜻한 관심과 대화가 필요하다. 가족 간의 갈등을 풀지 못한 채 어느 정도 거리를 두고 있는 경우라면 용기를 내서 먼저 다가가고 솔직해져야 한다. 평소에 하지 못했던 말이 있으면 풀어야 한다. 이런 상황에서까지 사랑하는 사람끼리 자존심을 내세우는 것은 어리석은 일이다.

암환자들은 자살하는 사람들에 비견될 만큼 극심한 외로움과 싸우고 힘든 날들을 보내고 있다. 다른 사람도 아닌 가족에게 쓸데없는 자존심을 세우는 것이 무슨 필요가 있겠는가? 가족 간에 서로 상처를 준 일이 있다면 용서를 구하고, 또 용서해야 한다. 용서는 다른 사람과 나를 깊이 연결시켜 준다. 용서는 타인이 아닌 나를 위해 필요하다.

환자에게 조금만 더 다가가자. 말을 꺼내기가 어렵다면 그냥 아무 말 없이 옆에 있어 주기만 해도 좋다. 말을 꺼내기가 어렵다면 지난 이야기나 함께 갔던 여행 이야기를 해도 되고, 함께 보았던 텔레

비전 이야기를 해도 좋다. 신변잡기도 괜찮다. 앨범을 꺼내 놓고 함께 보아도 좋고, 휠체어를 타고 병원을 산책해도 좋다. 작은 행동 하나가 매우 큰 힘이 된다. 환자가 영적인 생활을 원한다면 종교에 의지하는 것도 큰 힘이 된다. 진정 어려움을 겪을 때 의지처를 찾을 수 있도록 여러 가지 방법으로 우리 모두가 도와주어야 한다.

5) 마음을 다스리기가 너무나 어려울 때

"마음에 어려움이 있을 땐 어떻게 해야 하나요?"
"왜 그렇게 힘든 것 같으세요?"
"글쎄요. 저도 잘 모르겠어요. 그냥 하루에도 몇 번씩 미칠 것 같아요. 어떻게 해야 하지요?"

보통 살면서 내 마음은 내 마음 같지가 않다. 내 마음이 내 마음 같으면 인생은 참 쉽다. 내 마음이 내 마음대로 안 되는 일은 누구에게나 흔한 일이다. 암을 진단 받고 나면 더욱 그러하다. 너무나 마음을 다스리기가 너무 힘들면, 담당 의료진에게 본인이 느끼는 어려움에 대해 상의하는 것이 좋다. 그런데 문제는 암 치료 담당 의사들이 너무 바빠서 오래 상담하기가 어렵다는 점이다. 대형병원 특성상 외래에서는 5분 진료 보기도 힘든데, 우울하다고 이야기해 봐야 오랜 시간 진지하게 상담하기가 쉽지 않은 것이 우리나라 현실이다.
이런 경우 암 치료 담당의사 외에 다른 사람에게 도움을 청해 보는 것도 방법이다. 특히 정신건강의학과 전문의, 임상심리사, 사회복지사 등 정신건강 전문가를 찾아 상담하면 적절한 도움을 받을 수 있다. 암 치료 담당의사에게 너무 우울해서 그러니 우울증 상담 한 번 받아 보고 싶다고 이야기하면 적절한 전문가에게 의뢰해 준다.

예전에는 '정신과'하면 '미친 사람들이나 가는 과', '나와는 전혀 상관없는 과'라고 여기는 경향이 있었다. 그래서 환자분들에게 정신과 진료를 권하면 '나를 미친 사람 취급하냐'며 노골적으로 불쾌해하기도 했다.

하지만 지금은 그렇지 않다. 정신과에 대해서 그렇게 부정적인 편견을 가질 필요가 전혀 없다. 정신과의 이름도 최근 '정신건강의학과'로 바뀌었다. 정신건강의학과 의사들은 미친 사람만 진료하는 의사가 아니라, 정신건강을 총체적으로 담당하는 의사이다. 우울한 마음은 마음에 드는 감기와 같다. 몸에 감기가 걸리면 의사를 찾고 약도 먹으면서 힘든 시기를 넘기듯이, 우울한 마음이 들면 전문가를 찾고 도움을 받아 힘든 시기를 넘기면 된다. 그 뿐이다.

몇몇 대형병원에서는 암환자를 위한 정신건강 클리닉 혹은 정신종양 클리닉을 운영하고 있다. 암환자 정신건강 클리닉에서는 암환자 특유의 마음의 어려움을 도와주기 위해 개인면담, 가족치료, 약물치료 등을 시행한다. 암 진단 후 겪는 어려움에서부터 치료 과정 중에 생길 수 있는 불면·불안·우울 등을 치료하여 암에 잘 싸워 나갈 수 있도록 도와주며, 통증이나 구토 등의 신체적 문제로 인한 어려움을 보조적으로 치료하여 삶의 질을 높일 수 있도록 도와준다. 너무나 힘들 때에는 방문해 보는 것도 좋다. 전문가에게 심리적 어려움의 이유를 듣는 것만으로도 증상 개선 효과를 볼 수 있다. 가벼운 우울증은 약물치료 없이 상담이나 설명, 교육 등을 통해 좋아지기도 한다. 규칙적인 생활과 운동 등 일반적인 스트레스 관리법이 필요하며, 요가·명상·향기요법·마사지 등 이완 요법도 효과적이다. 심리적 고통과 현실적인 문제들에 대해 심리상담가, 사회복지사의 도움을 받는 것도 필요하다.

많은 분들이 정신건강의학과에 가서 상담하고 정신건강의학과 약을 먹는 것이 오히려 암 치료 과정을 방해하지 않을까 오해를 한다. 우울증 약을 먹으면 항암 치료 약효가 떨어지지 않을까 걱정을 한다. 그렇지 않다. 오히려 우울증이 방치되어서 심리적 문제를 심각하게 겪으면 암 치료에 어려움이 생긴다.

마음이 너무 힘들면, 전문가와 만나서 환자가 겪는 심리적인 어려움을 토로하고 해결책을 함께 모색하는 것이 도움이 된다. 정신건강 전문가에게 도움을 청하기가 어려우면, 주변의 친한 친구, 가족, 성직자에게 도움을 청해도 좋다. 종교에 의지하는 것도 좋은 방법이다. 도움을 청하는 일은 부끄러운 일이 아니다. 거절 당할까 봐 미리 겁낼 필요는 없다. 설령 거절 당한다고 하더라도 내가 모르는 그 사람의 사정이 있을 뿐이라고 생각하면 그 뿐이다. 심리적인 어려움 역시 조기에 발견하여 정리하면 좋은 결과를 얻을 수 있다.

특히 아래와 같은 마음이 들 때에는 주변에 도움을 청하는 것이 좋다.

— 잠에 드는 데 오랜 시간이 걸리고, 자주 깬다. 자도 자도 피곤하다.

— 예전보다 감정 기복이 심해져서 자꾸 눈물이 나고, 별일 아닌 것에 짜증나고 속상하고 화가 난다.

— 가슴이 뛰고, 답답하다. 근육이 쑤시고 늘 긴장되어 있는 느낌이다.

— 아무것도 할 수 없을 것 같고, 너무나 피곤하고 무기력한 느낌이다.

— 검사상 별 문제가 없다고 하나 이유 없이 여기저기 아프다.

— 사소한 일이 자꾸 생각나고, 걱정거리가 머릿속에서 떠나질 않는다.

— 부정적인 생각만 들고, 희망이 없는 것 같은 느낌이다.

— 죽고 싶다는 생각이 계속 든다.

주변에 도움을 청할 때에는 최대한 구체적으로 청하는 것이 좋은데, 사실 이게 잘 안 된다. 우울하긴 한데 왜 우울한지 본인도 잘 모르는 경우가 많기 때문이다. 그럴 때에는 두루뭉술하게 도움을 청하는 것도 방법이다.

"너무 우울해서 그런데 그냥 같이 있어 줄래요?"

"그냥 좀 답답해요. 나가서 바람이나 좀 쐴래요?"

"맛있는 것 좀 먹고 싶어요."

주변에 친한 친구나 가족들과 차분하게 이야기를 나누다 보면, 내가 왜 그런 감정을 느꼈는지 왜 우울했는지 풀리는 경우가 있다. 내가 모르는 내 마음을 상대방이 먼저 읽어 주기도 하기 때문이다. 우울한 감정을 마음속에 오래 간직하고 묵혀 봐야 좋을 것이 없다. 마음이 편해야 몸도 편하고 치료도 잘 이겨 낼 수 있는 법이다. 무엇보다도 암환자 스스로 심리적 어려움을 드러내서 주변에 도움을 청하고 극복하는 마음가짐이 꼭 필요하다. 그러기 위해서는 나에게도 남에게도 솔직해져야 한다.

3. 암과 함께 살아가는 마음가짐

1) 받아들이기 : 어려운 상황을 인정할 수 있는 용기

"선생님, 아직도 저는 제가 암에 걸렸다는 게 꿈인 것 같습니다."

진료실에서 이런 이야기를 많이 듣는다. 암에 걸렸다는 사실을 받아들이고 어떻게 하면 열심히 치료 받아서 이 어려움을 헤쳐 나갈지를 생각해야 하는데, 많은 분들의 머릿속에는 내가 암에 걸린 것이 맞는지 하는 생각에서 벗어나지 못하고 있다. 암이라는 현실을 받아들이는 것은 쉬운 결코 쉬운 일이 아니기 때문이다.

어려운 현실에 부딪혔을 때 부정하고 거부하는 것은 쉽다. 현실에서 도망치는 것도 쉽다. 대부분의 사람들은 술을 마신다든가, 침묵함으로써 현실에서 도망치려 한다. 누군가를 만나서 분노를 표시함으로써 현실에서 도피하기도 한다. 이런 행동들을 하는 것도 쉽다. 하지만 이런 것은 그때뿐이다. 조금만 시간이 지나면 다시 원점으로

와 있기 마련이다.

　결국 내가 처해 있는 상황을 객관적이고 냉정하게 바라보며, 현실을 받아들이는 용기가 필요하다. 어차피 일은 벌어진 것이고 암은 진단을 받은 것이고, 상황을 회피한다고 해서 달라질 것은 없다. 예전에 담배를 많이 피워서 암에 걸렸다고 하더라도 시간을 20년 전으로 거슬러 올라가서 담배를 안 피우게 할 수는 없다. 냉정하게 들릴수 있어도, 현실은 현실이고 현실은 좋든 싫든 받아들여야만 한다.
　하지만 현실을 받아들이는 양상은 사람마다 다르다. 금방 훌훌 털고 상황을 받아들이고 치료에 임하는 사람도 있고, 반대로 치료를 받으면서도 끝까지 상황을 받아들이지 못하는 사람도 많다. 현실을 받아들이는 양상은 나이, 교육 수준, 사회적 지위, 경제적 상황과 무관하며 사람마다 다르다. 오히려 중요한 것은 용기이다. 상황을 받아들이려면 용기가 있어야만 한다.
　아무리 용기가 있다고 하더라도 상황을 받아들일 때에는 시간이 필요하다. 때로는 시간을 가지고 기다려야 할 때가 있다. 시간은 생각보다 많은 것을 해결한다. 이런 때 소중한 사람들이 옆에서 차분하게 기다려 주어야 한다.

2) 내려놓기 : 죽은 사람처럼 살아보기

"선생님, 처음 암을 진단 받고 이제는 어느 정도 실감이 나는데요, 아직도 마음이 많이 힘듭니다. 마냥 두렵기만 합니다. 어떻게 해야 할까요?"

"무엇 때문에 두려우세요?"

"치료가 잘 안 될까 봐 그런 것 같습니다."

"치료가 잘 안 되면 어떻게 될까요?"

"만약에 치료가 잘 안 되면 암이 많이 커지고 나빠지겠지요?"

"맞아요. 암이 커지겠지요. 그러면 암이 커지면 어떤 일이 생길까요?"

"글쎄요. 많이 아프지 않을까요?"

"만일 그러다가 계속 나빠진다고 하면 어떤 결과가 생길까요?"

"그게 무슨 말씀이신지……."

"정말 우리가 생각할 수 있는 최악의 상황은 죽음 아닐까요? 속된 말로 아무리 나빠도 뭐 죽기밖에 더하겠어요. 그냥 '죽은 사람이다' 생각해 보세요. '나는 어제 날짜로 죽은 사람이고 나는 이제부터 귀신이다'라고 생각하고 살아 보세요. '갑자기 암에 걸려서 어제 죽은 것이고 오늘부터 앞으로는 그냥 보너스로 더 사는 것이다'라고 생각해 보세요. 죽은 사람에게 하루하루가 그냥 보너스로 주어진다고 생각해 보세요. 그러면 아마 마음이 더 편해지실 수 있어요."

암을 진단 받고 치료를 받다 보면 두려운 마음이 생긴다. 두려운 마음이 커지면 마음이 힘들어진다. 두려움을 없애고 마음에서 힘을 빼야 편하게 살 수 있는데, 이게 잘 안 된다. 나쁜 상황이 생길까 봐 두려운 마음은 꼬리를 물고 계속 나타난다.

이런 때에는 생각할 수 있는 최악의 상황을 생각해서 그 상황에 자신을 두는 것도 방법이다. 사람에게는 누구나 두려움을 불러일으키는 상황이 있다. 무엇이 가장 두려운가? 우리가 생각할 수 있는 가장 최악의 두려운 상황은 무엇일까?

수술이 잘 안 되어서 고생하는 것? 항암 치료가 너무 힘들어서 기운 없는 것? 항암 치료가 잘 안 들어서 암이 계속 커지는 것? 암 때문에 못 견디게 아픈 것? 정말 아픈데 아무도 나를 돌봐주지 않는 것?

생각할 수 있는 가장 두려운 최악의 상황을 머릿속에 상정해 두고, 그 최악의 상황이 왔을 때 어떻게 될지를 생각해 보자. 누가 뭐래도 사람이 느끼는 최악의 두려운 상황은 '죽음'일 것이다. 내가 죽는다는 것. 세상에서 나라는 존재가 없어져 버린다는 것. 이것은 모두가 본능적으로 두려워하는 상황이다. 죽음 뒤에 무엇이 있는지, 사후세계가 있는지, 영혼이라는 것은 있는지 나는 잘 모른다. 죽음 뒤에 아무것도 없는 것인지, 우리가 그렇게 사라지는 것인지 나는 잘 알지 못한다. 하지만 죽음이라는 것을 생각해 보면 적어도 현재 나의 존재에 대해서 다시 생각해 보게 된다.

죽을 때는 돈 싸 들고 가지 않는다. 죽을 때는 권력도 필요 없다. 정승집 개가 죽으면 문상을 가도 정승이 죽으면 문상을 가지 않는 것이 현실이다. 아무리 대통령이라도 저승사자에게 명령해서 저승사자 못 오게 할 수 없다. 사람은 누구나 태어나면 한 번은 죽는다. 육신이 영원한 삶이란 없다. 게다가 저승길은 혼자 가야 한다. 누구도 함께 가 주지 않는다.

살면서 평생 추구해 온 돈, 권력, 명예 이런 가치가 죽음 앞에서는 모두 무의미하게 된다. 그래서 돈이 많고 권력이 많고 명예가 많은 사람일수록 죽음을 두려워하게 된다. 내가 살면서 벌어 놓은 돈과 쌓아 놓은 권력 이런 것들을 모두 다 내려놓고 가야 하기 때문이다. 잃을 것이 없는 사람, 가령 집도 가족도 없이 떠도는 노숙자들은 죽음을 별로 두려워하지 않는다. 오히려 빨리 이번 생을 마감하는 것이 좋겠다고 생각한다.

생각할 수 있는 가장 두려운 최악의 상황인 '죽음'을 머릿속에 상정해 두고, 그 최악의 상황이 왔을 때 어떻게 될지를 생각해 보자. 자기가 이미 죽은 사람이라고 생각하고 죽음 이후의 자기의 삶이 어떻게 될지를 생각해 보면 현재의 여러 가지가 많이 바뀐다. 자신이 평생 추구해 왔던 돈, 권력, 명예 이런 것들이 부질없는 것이라고 느껴지기도 하고, 삶의 태도가 많이 변하게 된다. 구두쇠 소리 들으며 평생을 악착같이 돈을 벌던 사람이 갑자기 남을 위해 큰돈을 기부하기도 한다. 가족 앞에서 평생을 군림해 왔던 사람이 가족에게 미안하다는 말도 한다. 많은 것을 내려놓게 된다. 사람이 죽을 때가 되면 달라진다고 하는 것이 그런 것이다. 죽음 이후에 무엇이 있는지 알 수는 없지만, 죽음을 받아들이는 마음으로 삶을 다시 들여다보면 버리고 가야 할 것과 가져가야 할 것들이 보인다.

이런 것이 내려놓음이다. 내려놓음은 앞에서 나왔던 협상과는 다르다. 협상은 하나를 주는 대신 다른 하나를 받고 싶어 하는 것이다. 협상에는 조건이 따른다. 하지만 진정한 내려놓음에는 조건이 없다.
내려놓음을 통해서 마음을 자꾸 비워 나가는 것이다. 이 와중에 집착을 끊어 버리면 어느 정도의 정신적 자유를 얻을 수 있다. 가령 돈에 대한 집착을 끊으면 돈으로부터 어느 정도 자유로워질 수 있게 된다. '죽을 때 돈 싸 들고 가는 것도 아닌데, 필요한 정도만 있으면 되지'라고 생각해 보자. 필요 이상으로 많은 돈을 벌기 위해 소중한 것을 잃어 가면서 악착같이 돈을 벌 필요가 없어진다. 돈에 집착해서 소중한 것을 잃어 왔던 과거에 대한 후회마저 밀려온다. 이렇게 돈을 보는 관점을 바꾸고 돈에 대한 생각을 바꾸고 집착을 버리면, 마음이 돈으로부터 홀가분해지는 것을 느낄 수 있다. 돈으로부터 자유로워지는 것이다. 돈 말고도 그간 집착해 왔던 많은 것들을 내려놓다 보면 여러 측면에서 자유로워질 수 있다.

이 전체의 과정이 절대 쉽지가 않다. 사람은 누구나 살아 온 습관이 있고, 알게 모르게 그 습관이 의식의 흐름 속에 깊이 자리 잡고 있기 때문에, 관점을 바꾸거나 마음을 비우는 것이 쉽지 않다. 살아 온 습관을 불교에서는 '업業'이라고 이야기한다. 내려놓으려고 해도 살아온 습관이 너무 깊이 박혀 있어 잘 내려놓아지지 않을 것이다. 우리가 생각하는 방식, 우리가 살아온 방식은 이미 수십 년간 되풀이되어 왔고 이미 굳어져 있다. 머리로는 내려놔야지 하면서도 온몸으로는 그에 대한 저항감이 들기 마련이다.

하지만 인생에서 한 번쯤은 그렇게 자유롭게 살아 봐도 괜찮다. 돈으로부터 자유롭고, 집착으로부터 자유롭고 때로는 인간관계로부터 자유롭고……. 내가 살면서 추구하던 모든 것을 한 번쯤은 내려놓고 홀가분하게 살아 봐도 좋다는 이야기다. 내려놓고 자유롭게 살수록 두려운 마음은 줄어들게 되어 있다.

우리는 이따금 몸에 힘이 들어간다는 표현을 쓴다. 욕심으로 인해 무거워진 마음을 지탱하기 위해 안간힘을 쓰는 몸 상태를 이르는 말이다. 우리의 몸은 자연으로 빚어져 자연으로 살아가다 자연으로 돌아간다. 하지만 세속에 대한 온갖 집착은 마음을 무겁게 만들어 몸의 자연스러운 움직임에 부담만 준다. 내려놓기란 그래서 필요하다.

3) 고통을 바라보는 관점 바꾸기

"선생님, 왜 저만 이런 병에 걸려서 이렇게 힘든 치료를 받는 걸까요? 저는 열심히 산 죄밖에 없는데…….."

"본인이 뭘 잘못해서 암에 걸린 것 아니고요, 제 외래환자 중에는 더 안 좋은 분들도 많이 있으세요. 자꾸 안 좋은 방향으로만 생각하지 마시고, 그래도 아직 쓸 수 있는 항암제도 많이 남아 있고, 체력도 괜찮은 편이니 항암 치료를 더 해 봅시다."

짧은 외래에서는 보통 이런 대답을 드리고 말지만, 이런 류의 대답이 그다지 위로가 되지는 않는다. 환자는 그런 질문을 할 정도로 심각한 마음 상태인데, 의사가 하는 말이 환자분에게는 피상적으로만 와닿아서 환자분의 마음을 움직이지 못하기 때문이다. 어떤 때에는 의사가 어떠한 말을 하더라도 환자분의 마음에 와닿진 못한다. 의사가 잘못해서가 아니라 환자의 마음이 닫혀 있기 때문이다.

암에 걸리고 나면 육체적으로도 그렇지만 정신적으로 힘이 더 많이 든다. 암을 진단 받았는데 힘들지 않으면 그게 더 이상한 것 아니

겠는가. 문제는 이 힘든 마음의 짐을 어떻게 다루어야 하는가 하는
점이다.

가장 일반적인 반응은 고통의 원인을 찾아서 이를 없애려는 시도
이다. 암을 진단 받고 난 후에 내가 도대체 왜 암에 걸렸을까 하고
생각해 보는 것이 첫 번째 반응인데, 대체로 이러한 시도는 효과적
이지 못하다. 암의 원인이 너무나 다양해서 정확히 알기 어렵기 때
문이고, 설령 알아도 시간을 되돌릴 수는 없기 때문이다.

의사도 모든 것을 다 알 수는 없어서, 왜 암에 걸렸는지 모를 때가
많이 있다. 의학적인 연구 결과로 '○○○이 암의 위험인자이다'라
는 사실은 많이 알려져 있어도, '○○○이 이 환자분의 암을 일으킨
유일하고 직접적인 원인이냐'라는 것은 또 별개의 문제이다. 그리고
이미 암은 걸려 있는데, 암을 일으킨 원인을 찾는 것은 대체로 암의
치료에 아무런 영향을 주지 못한다. 가령 유방암의 경우, 여성호르몬
이 유방암의 위험인자라는 것이 비교적 잘 알려져 있어서, 이른 초
경, 늦은 폐경, 아이를 적게 낳은 것 등이 유방암의 발생 확률을 높이
는 위험인자라는 것이 이미 다 알려져 있다. 그래서 어쩌란 말인가.
이미 유방암을 진단 받았는데, 과거에 초경을 일찍 했던 것이나 폐
경을 늦게 했던 것이나 아이를 몇 명 낳았는지를 지금 따져서 무엇
하겠는가? 과거를 돌이킬 수 있는 것도 아니고, 초경 시기나 폐경 시
기를 마음대로 바꿀 수 있는 것도 아니고, 아이를 낳는 것도 지금 와
서 조절할 수 있는 것도 아니지 않겠는가?
비교적 인과관계가 뚜렷한 담배와 폐암의 경우도 그러하다. 담배

를 많이 피우면 폐암에 걸릴 확률이 높아지고, 담배는 폐암의 원인이다. 그러한 원인을 아는 것이 폐암 환자에게 어떤 도움이 된단 말인가? 담배가 나쁘다는 사실을 몰라서 계속 담배를 피웠던 것인가? 담배를 피우면 암에 걸린다는 것을 알면서도 수십 년간 계속 피우지 않았던가. 그렇다고 해서 이미 암 진단을 받았는데, 30년 전으로 돌아가서 담배를 끊으라고 할 수 있는 것도 아니다. 같이 담배 피운 다른 사람들은 암에 안 걸리고 지금 잘 살고 있는데 나만 왜 암에 걸렸냐는 생각을 하는 것도 쓸데없는 생각일 뿐이다.

이래서 고통의 원인을 찾아내어 이를 없애려는 시도는 무의미하다. 이미 암은 진단을 받았고, 돌이킬 수 없는 일이다. 그런데도 이를 자꾸 돌이키려 한다. 그럴 때 계속 마음이 힘들어진다. 마음이 현재를 살아가는 데 쓰여야 하는데, 마음이 과거에만 얽매여 있기 때문이다. 마음이 과거에 있으면 후회가 밀려오며 괴롭다.

걱정을 앞세운 마음이 미래에 먼저 가 있어도 힘이 든다. 마음이 미래에 있으면 불안하다. 항암 치료를 받으면서도 암이 나빠지면 어떻게 하지, 내가 죽게 되면 어떻게 하지, 나중에 통증이 생기면 어떻게 하지 등등의 생각이 꼬리를 물고 일어나면 또한 힘들어진다. 몸은 현재에 있고 현재는 달라진 것이 없는데, 마음은 오지 않은 미래에서 생기지도 않은 일을 미리 걱정하고 있으니 불안할 수밖에 없다. 암환자분들이 느끼는 마음의 고통은 대부분 마음이 과거에서 뱅뱅 맴돌거나, 생기지 않은 미래의 일을 걱정하느라 소진할 때에 생긴다. 이런 경우 과거에 얽매이지 말고, 미래를 불안해하지도 말고 오직 현재를 충실하게 살아 내라고 이야기하지만 그게 어디 쉬운가.

말은 쉬워도 내 마음이 내 마음대로 안 된다. 그래서 삶은 고통이 되어 버린다.

마음의 고통은 고통을 바라보는 자신의 시각에서 비롯된다는 사실을 받아들여야만 한다. 인정하고 싶지 않겠지만, 마음의 고통은 남들이나 나를 둘러싼 환경이 만든 것이 아니라 나 자신이 만든 것이다. 남들이나 환경 때문에 괴로운 것이 아니라 나 자신 때문에 괴로운 것이다. 마음의 고통을 없애기 위해서는 남들이나 환경을 원망할 것이 아니라 자기 자신이 변해야만 한다. 나의 내면이 바뀌지 않으면 고통에서 벗어날 수가 없다. 먼저 나 스스로가 고통을 바라보는 시각을 바꾸어야만 한다. 선글라스를 쓰면 세상이 어둡게 보인다. 세상이 진짜 어두운 것이 아니라 그저 내가 선글라스를 쓰고 바라보았기 때문이다. 세상이 어둡다며 온 세상을 환하게 만드는 것보다 내가 쓴 선글라스를 벗는 것이 더 현명한 일이다.

우리는 인생을 살면서 원하든 원하지 않든 많은 우여곡절을 겪게 된다. 단언컨대 세상에 순탄한 인생이란 없다. 남들이 보기에 탄탄대로를 가고 있는 순탄한 인생을 사는 사람에게도 물어보면 자기가 가장 힘든 삶을 산다고 말한다. 세상 모든 사람들은 자기의 인생이 가장 힘들다고 생각한다. 명문대를 나온 부잣집 자식들 중에서도 인생이 괴롭다며 자살하는 경우가 있다.

인생에는 수많은 우여곡절이 생기게 되는데, 나의 의지와 무관하게 생기는 외부의 사건으로 인하여 내 인생이 변하는 일은 수없이 많다. 성공가도를 달리던 사업가가 갑자기 교통사고를 당하여 반신

불수가 되는 일도 생기고, 한순간의 태풍으로 1년 농사를 망치는 일도 생긴다. 길을 가다가 갑자기 날강도를 당하기도 하고, 본인의 의지와 무관하게 보이스 피싱 사기를 당하기도 한다. 그게 인생이다. 내 인생에는 그러한 원치 않는 일이 생기지 않았으면 좋겠지만, 그게 뜻대로 안 된다. 그래서 인생을 많이 겪어 온 지혜로운 어르신들은 '인생사 새옹지마'라는 말을 경험으로 느끼게 되고, 좋은 일이 생겨도 받아들이고 나쁜 일이 생겨도 받아들이는 달관의 지혜를 가지고 계신다. 인생에서 나의 통제 영역을 넘어서는 일들은 원래 수없이 많다.

그리고, 살면서 내 마음대로 되는 일은 생각보다 많지 않다. 본디 내 마음대로 되는 일이 아닌 것을 붙잡고 왜 내 마음대로 되지 않느냐고 괴로워해 봐야 상황은 달라지지 않는다. 세상 일이 내 마음대로 되어야 한다고 생각하는 것을 욕심이라고 한다. 세상일이 내 뜻대로 되지 않아 괴로울 때, 남들은 내 마음을 몰라주게 되어 있다. 아니, 남들이 내 마음을 알아준다면 그게 더 이상한 일이다. 내 마음을 나도 잘 모르고 내 마음이 내 마음 같지 않아서 괴로운데, 어떻게 남이 내 마음을 알아준단 말인가. 이럴 때 남들이 내 마음을 몰라준다고 남을 원망하기 쉽다. 하지만 남은 남일 뿐이다. 남들을 원망해 봐야 나만 괴롭다.

내 인생에는 '이러 이러한 나쁜 일이 생기면 안 된다'라는 생각은 크게 잘못된 생각이다. 지금 평균수명이 늘어나서 전 국민 3명에 1명꼴로 암을 진단 받게 되는데, 그 셋 중 한 명에 내가 속해서는 안 된다는 생각 자체가 잘못된 것이다. 나는 항상 건강해야 하고, 우리

부모님은 절대로 암에 걸리면 안 된다는 생각 자체가 잘못된 생각이다. 내가 인생에서 당연하다고 생각하는 것 중에서 생각보다 당연한 것은 별로 없다. 숨 쉬는 것이 당연한 것으로 느껴지며 살아 왔지만 암 때문에 숨이 차기 시작하면, 숨 쉬는 일조차 본디 당연한 일이 아님을 느끼게 된다. 편안하게 숨 쉴 수 있는 일은 당연한 일이 아니라 무척 감사한 일이다. 내 몸을 이루는 수천억 개 세포들이 서로 조화를 이루며 기능을 다해야 편안하게 숨을 쉴 수 있는데, 편안하게 숨을 쉰다는 것은 기적에 가까운 일이다. '범사凡事에 감사하라'는 말은 괜히 나온 말이 아니다.

인생에서 내가 컨트롤할 수 있는 외부 요인은 생각보다 많지 않다. 비가 올 때에는 비를 맞아야 하고, 비를 맞다 보면 그치기도 하고, 그런 것이 인생이다. 긴 인생에서 어떻게 해서든 피하려고 발버둥을 쳐도 어쩔 수 없이 지나가야 하는 길이 있다. 갑자기 소나기가 내려서 온몸으로 소나기를 맞아야 할 때가 있다. 그럴 때는 아무 말 없이 그냥 걸어가야 한다. 괴롭다고 투정을 하거나 나약한 소리를 하면 안 된다. 정말 피할 수 없는 비는 묵묵히 그냥 맞으면서 가야 한다. 그렇게 그 길을 묵묵히 걸어갈 때 내면의 깊이가 깊어진다.

내 인생에 '이런 이러한 일은 생기면 안 된다'라든가, 내가 마땅히 '이러이러해야 한다'는 인식의 틀 안에 내 마음이 갇혀 버리면, 절대 고통에서 벗어날 수가 없다. 힘들수록 마음을 비워야 한다는 말이 그래서 나오는 말이다. 불교인들이 집착을 버리니 마음이 자유로워졌다고 하는 말이나, 일체유심조一切唯心造 즉, 모든 것이 마음에서 비롯된다는 말이 같은 의미이다. 기독교인들이 하느님께 모든 것을 맡기고 '당신 뜻대로 하소서' 했더니 마음이 편해지고 고통이 사라졌다는 이야기도 같은 맥락이다.

암을 진단 받고 마음이 힘들수록 원인을 찾고 이를 제거하려 애쓰기보다, 마음이 현재를 살아야 하고 현재를 바라보는 방식을 바꾸어야만 한다. 그렇지 않고서 외부의 요인이 저절로 내가 원하는 대로 변하면서 고통이 없어지는 일은 없다. 이럴 때 한 발짝 물러나서 나의 일을 나의 일이 아닌 남의 일처럼 관찰자의 시각에서 바라보는 것도 좋은 방법이다.

4) 한 발짝 물러나서 가만히 들여다보기 : "그런가 보다"

"선생님, 너무 힘들어서 죽겠습니다."

"어떤 것 때문에 가장 힘드신가요?"

"아니… 선생님도 참…. 제가 암에 걸렸는데 안 힘들겠습니까? 선생님, 제가 왜 이런 몹쓸 병에 걸린 걸까요? 마음이 무척 괴롭네요."

"본인만 암에 걸린 것 아니거든요. 외래 차례를 기다리시면서 밖에서 보셨던 그 많은 분들 다 암환자예요. 자꾸 내가 왜 이런 병에 걸렸을까를 생각하지 마세요. 그냥 팔자라고 생각하세요. 내가 암에 걸릴 팔자여서 암에 걸렸나 보다 하고 그냥 '그런가 보다' 하고 마음을 편하게 가지세요. 그래야 항암 치료 약발도 잘 들어요."

"아니, 힘들어 죽겠는데, 그런가 보다 생각하라고요?"

"네. 안 그러고 집착하면 본인만 힘들어져요. 다른 사람 그 누구도 본인 대신 힘들어 해 주지 않아요."

막연히 힘들다고 느껴지고 왜 힘든지는 구체적으로 잘 모를 때에는 한 발짝 물러나서 차분하게 자신을 바라보는 것이 도움이 된다. 사람이 심리적으로 힘들다고 느껴지는 것은 대부분 내 마음속에서 일어나는 감정 때문이다. 대부분 부정적인 감정들이다. 이런 때 내 마음속에서 일어나는 감정들을 나와 동일시하면 안 된다. 감정은 감정일 뿐, 그 감정이 나 자신은 아니다. 나에게서 일어나는 감정들을 나와 동일시하지 말고 한 발짝 물러나서 바라봐야만 한다. 내 마음속에서 일어나는 감정을 알아차려려 하고, 그 감정을 나와 분리시켜야 한다.

한 가지 쉬운 방법은 '그런가 보다'이다. 부정적인 감정이 올라올 때마다 '음… 그런가 보다' 하고 생각하는 습관이다. 이 방법은 생각보다 괜찮은 방법이다. 속상한 감정이 올라오면 '음… 그래. 속상한가 보다' 하고 넘기고, 우울한 감정이 올라오면 '음… 내가 많이 우울한가 보구나' 하고 넘기는 것이다. 화가 나면 '화가 나는가 보다'라고 생각하는 것이다. 마치 나에게 그런 감정이 드는 것이 아니라, 그런 감정이 드는 것을 제삼자 입장에서 한 발짝 물러나서 바라보는 것이다. 마치 나에게 일어나는 일이 아닌 것처럼 내 감정에 대해 남의 감정처럼 유체이탈 화법을 써 보는 것이다.

많은 정신적 고통이 부정적 감정과 자신을 동일시하기 때문에 생긴다. '그런가 보다'라고 자꾸 생각해 버릇하면 부정적 감정 자체가 나 자신이 아니라, 나 자신과는 별개의 감정이라고 느껴지게 된다. 부정적 감정은 그저 나에게 다가오는 하나의 파도와 같은 현상이라고 자각을 하면 정신적 고통이 어느 정도는 줄어든다. 파도는 일어났다가도 사라진다. 자세히 내 마음속을 관찰해 보면 부정적 감정 역시 일어났다가 없어졌다가를 되풀이한다. 부정적 감정이 일어날 때마다 반복적으로 '그런가 보다' 하고 내면을 관찰하고 넘기다 보면 부정적 감정의 소용돌이 속으로 나 자신이 빨려 들어가는 것을 막을 수 있다.

부정적 감정이 일어날 때, '내가 이러면 안 되는데 왜 이러지'라고 자책하면 안 된다. 자책하면 할수록 부정적 감정에 휘말리게 된다. 부정적 감정이 일어나는 나 자신을 스스로 인정해 주고 사랑해 줄 수 있어야 한다. 사람은 감정적 동물이어서 부정적 감정이 일어나는 것은 자연스러운 현상이다. 부정적 감정이 일어나면 안 된다는 인식의 틀 자체가 내 마음을 힘들게 만든다. 부정적 감정이 일어나더라도 그 자체를 받아들여 주고, 한 발짝 물러나서 '음… 네가 많이 힘든가 보구나… 그런가 보다'라고 있는 그대로 받아들일 수 있어야 한다. 남의 감정 바라보듯이 관찰하는 것이다. 그러면 부정적 감정이 서서히 가라앉는 것을 느낄 수 있게 된다. 언젠가는 부정적 감정이 파도처럼 또 일어나겠지만 지금 느끼는 부정적 감정은 시간이 지나면 가라앉게 되어 있다. 부정적 감정이 가라앉기까지 괴로울 때, '그런가 보다'라고 생각하면 조금 편해진다. 물론 '그런가 보다'라고 생각하는 버릇이 모든 고통을 가라앉혀 주는 것은 아니다. 간단히 실행해 볼 수 있는 요령이기에 소개하는 것이다.

한 발짝 물러나서 가만히 들여다보는 데 명상이 도움이 된다. 명상은 종교와 관련 있다고 생각하기 쉬우나, 사실 명상은 특정 종교와 아무 상관없다. 어렵다고 생각할 필요 없고 특별한 준비물도 필요 없다. 돈이 들지도 않고, 시간이 많이 걸리지도 않는다. 그저 아무의 방해도 받지 않는 조용한 곳에서 차분히 혼자 양반다리 하고 앉아 호흡에만 전념하면 된다. 차분히 앉아서 천천히 숨을 들이마시고, 천천히 숨을 내쉬는 것이다. 숨을 천천히 들이마시면서 속으로 하나, 둘, 셋 하면서 숫자를 세어도 좋다. 처음에는 여러 잡념이 떠오르기 때문에 5분간 호흡에만 집중하며 가만히 앉아 있기가 쉽지 않다. 하루 5분 정도만 해도 되고 5분이 어려우면 3분만 해도 된다. 3분이 어려우면 1분만 해도 된다. 숨을 천천히 들이마시면서 마음이 천천히 가라앉는다고 생각해 보자. 숨을 천천히 내쉬면서, 나에게 있는 나쁜 기운이나 부정적인 생각이 호흡과 함께 빠져나간다고 생각해 보자. 잡념이 떠오르면 그런가 보다 하고 잡념이 일어나는 것을 가만히 관찰하면 된다. 우울한 마음이 올라오면 내가 우울한가 보구나 느끼면 된다. 머릿속을 비워야 한다는 강박관념을 가질 필요도 없다. 천천히 숨을 들이 마시고 내쉬면서 내 몸에 들어온 호흡이 온몸에 퍼져 나가는 것을 느끼면 된다. 호흡에만 집중하면 되는데, 처음에는 무척 힘들 것이고, 처음 몇 달은 아무 변화가 없을 것이다. 명상을 한다고 바로 행복한 에너지가 넘치거나 순식간에 마음이 안정되지 않는다. 명상에 대해 신비주의나 환상을 가지면 안 된다. 아무 변화가 없어도 매일 꾸준히 명상을 하다 보면, 어느 시점에서 자신의 감정이 올라오는 것을 느낄 수 있고, 마음을 고요하게 안정시키는 데 도움이 됨을 느낄 수 있다. 개인적인 생각으로는 종교에서 흔히 이야기하는 기도나 묵상도 넓은 의미에서는 다 명상에 해당한다고 생각한다.

5) 불안한 마음 다스리기 ① – 불안에 대해서 자세히 써 보기

"여보, 내일 또 항암 치료를 받으러 병원 가야 하는데, 잘되겠지? 자꾸만 불안해지네."

"잘되겠지요. 너무 불안해하지 마세요."

"그러게. 불안해하면 안 되는데, 그게 잘 안 되네."

"불안한 생각은 접어두고 자꾸 잊으세요."

불안은 암환자의 심각한 심리적 문제 중 하나이다. 환자가 불안해하면 많은 보호자들은 불안해하지 말라는 말로 환자를 위로하곤 한다. 사람마다 성격 유형이 다 다르고, 처해 있는 상황이 다 다르기에 불안에 대한 효과적인 해결책도 다 다를 것이다.

하지만 일반적으로 이야기할 때, 불안을 잊으려고 의식적으로 노력하는 것은 좋은 방법이 아니다. 불안한 감정에 대해 생각하지 않고 잊으려고 할수록 불안한 감정은 더 심해지기 마련이다. 옆에서 불안해하지 말라고 다그쳐 봐야 대부분 소용이 없다.

오히려 불안에 대해 상세히 설명하거나 글로 써 보는 것이 더 효과적이다. 불안할 때 억지로 불안에서 벗어나려 하기보다 지금 느끼는 불안에 대해 받아들이고 인정하고, 왜 불안한지를 이성적으로 설명해 보는 것이 더 효과적이다. 환자가 너무 불안해한다면 보호자는 환자에게 왜 그런지 자꾸 질문을 해 보는 것도 방법이다.

"여보, 내일 또 항암 치료를 받으러 병원 가야 하는데, 잘되겠지?

자꾸만 불안해지네.”

“불안한 마음이 드는군요. 그럴 수 있지요. 근데 무엇 때문에 불안한 것 같아요?”

“글쎄. 나도 잘 모르겠어. 다음에 CT 검사 있는데 아마도 그것 때문에 그런 것 같기도 하고……..”

“열심히 항암 치료 받았는데, 결과가 안 좋을까 봐 그런가요?”

“설마……. 내가 이렇게 열심히 치료 받았는데, 결과가 안 좋기야 하겠어? 결과 잘 나오지 않을까?”

“그래요. 결과가 잘 나오겠지요. 그런데 만에 하나라도 결과가 안 좋게 나오면 어떨 것 같아요?”

“별로 그런 생각하고 싶진 않은데…… 만일 결과가 안 좋으면 좀 억울할 것 같아. 인터넷 보니까 남은 항암약도 별로 없는 것 같던데, 어떻게 되나 싶기도 하고…….”

“만일 CT 결과가 좋지 못하면 다른 치료 방법이 없을까 봐 그것 때문에 불안한 걸까요?”

“그러고 보니 그런 것 같기도 하네. 지난번 외래 볼 때 담당 교수님 표정이 별로 안 좋았던 것 같아서 그것도 좀 마음에 걸려. 뭔가 안 좋아서 표정이 어두웠던 것 아니었을까?”

단순히 불안해하지 말라고 하는 것이 아니라 왜 불안한 것인지에 대해서 원인을 객관적으로 분석해 보는 것이 더 도움이 된다. 불안한 원인에 대한 실체가 드러나기 때문이다.

너무 불안한 마음이 들면 차분하게 혼자 앉아서 따뜻한 차 한 잔 마시면서 메모장이나 일기장에 아무 문장이나 끄적거려 보자. 누구에게 보여 줄 것 아니므로 자신의 감정에 대해서 솔직하게 묘사하면 된다. 자신의 감정을 묘사할 때 다른 관점에서 적어 보는 것도 도움이 된다. 걱정하는 최악의 상황이 닥쳤을 때 어떻게 해결해 나가야 하는지 해결책을 1번, 2번, 3번 하며 적어 나가는 것도 방법이다.

일단 그 원인이 어디서 오는지에 대해서 이해하는 것만으로도 불안의 감정은 어느 정도 해소된다. 알랭드 보통은 『불안』이라는 책에서 사람에게 찾아오는 불안의 원인을 사랑 결핍, 속물근성, 기대, 능력주의, 불확실성으로 구분하였다. 암환자에게 찾아오는 불안의 원인은 대부분 '기대'와 '불확실성'이다. 치료 결과에 대한 과도한 기대와 미래의 불확실성은 불안의 주요 원인이 된다.

6) 불안한 마음 다스리기 ② - 그때 가서 생각하기

"선생님, 폐암은 뼈로 전이가 잘 된다고 하던데 어떻게 해야 하나요?"

"지금은 뼈전이가 없어요. 너무 걱정하진 마세요."

"네, 지금 뼈전이가 없다는 것은 저도 아는데요. 앞으로 생기면 어떻게 하지요?"

"생기면 그때 가서 생각합시다."

"선생님, 저는 암세포가 뼈로 전이될까 봐 너무 걱정이 되고 불안해서 그러는데, 너무 무책임하게 말씀하시는 거 아닌가요?"

"뼈전이가 생길 수도 있고 안 생길 수도 있는데, 지금 미리 예상할 수도 없고, 예방적으로 할 수 있는 일이 별로 없어요. 나중에 생기면 그때 가서 치료 계획을 세웁시다."

"항암 치료 하다가 내성이 생기면 어떻게 하지요?", 암이 머리로 전이가 잘된다던데 전이가 되면 어떻게 하지요?" 이런 질문을 외래에서 많이 받는다. 그런 일이 생길지 안 생길지 미리 알 수 없는 일에 대한 질문을 받으면 어떻게 대답해야 할지 쉽지 않다. 그런 일이 안 생길 거라고 장담할 수도 없는 일이고, 나중에 생길 일을 미리 걱정한다고 달라질 것도 없기 때문이다. 나중에 생기고 나서 치료하나 미리 생기기 전에 예방적으로 치료하나 별 차이가 없다는 연구 결과들도 생각보다 많다.

그래서 그런 류의 질문을 받으면 "그때 가서 생각합시다"라는 대답을 종종 한다. 그때 가서 생각하자고 하면 많은 환자분들이 나를 무책임한 의사처럼 여긴다. 그런데 이것이 생각보다 간단치가 않다. 암 치료의 과정이라는 것이 늘 예측 가능한 시나리오대로 흘러가지 않는다. 중간에 돌발 변수가 생겨나기도 하고 치료 계획이 자주 바뀌기도 한다.

의료 행위의 많은 부분은 '예상의 영역'이 아니라 '대응의 영역'이다. 미래의 일을 정확하게 예측하고, 어떤 일이 일어나지 않도록 미리 선제적 대응을 하면 좋겠지만 현실은 그렇지 못하다. 사람 일이 예상대로 흘러가지 않듯이 치료에 대한 결과나 과정도 예상대로 흘러가지 못한다. 예상치 못한 돌발 상황이 생기면 이에 맞추어 치료 계획을 수정하는 일은 흔히 생기는 일이다. 그때그때 상황에 맞추어 그 상황에 맞는 치료 계획을 짜는 것이 대응의 영역이다.

물론 그런 일이 생기지 않도록 미리 예방하는 노력도 한다. 가령 소세포폐암에서는 뇌전이가 없는 상태에서 뇌전이가 생길까 봐 미리 예방적 전뇌 방사선치료를 한다. 방사선치료의 부작용도 있지만, 그렇게 예방적으로 미리 치료를 하면 뇌전이가 생기는 것을 일부 줄일 수가 있기 때문이다. 그런데 100% 줄이는 것은 절대 아니다. 예방적으로 치료를 해도 어떤 경우에는 뇌전이가 생기기도 한다. 특정 개개인에게 생길지를 미리 정확히 예측할 수는 없다. 다만 전체적으로 볼 때 뇌전이가 생기는 확률을 일부 줄일 수 있다는 것이다.

그나마도 이런 의학적 근거가 뚜렷한 예방치료들이 많지 않다. 다시 말하지만 의료 행위의 많은 부분이 '예상의 영역'이 아니라 '대응의 영역'이다. 물론 과학이 발전하며 예상의 영역이 점점 늘어나긴 한다. 일기예보도 많이 정확해져서 비가 올지 안 올지 이제는 어느 정도 예상이 가능하다. 사람들은 정확한 예상을 원한다. 일기예보가 엇나가면 기상청을 비난한다.

하지만 일기예보에서 중요한 것은 얼마나 정확한지가 아니다. 내가 우산을 가져갈지 말지가 더 중요하다. 비가 올지 안 올지를 예상하는 것이 '예상의 영역'이라면, 우산을 가져가는 것이 바로 '대응의 영역'이다. '대응의 영역'도 항상 완벽하진 못하다. 우산을 가져가도 장대비가 내리면 옷이 젖는다.

비가 올지 안 올지 모르는데, 비가 올까 봐 노심초사하면서 걱정하고 안절부절못하며 계속 불안해하는 것만큼 나쁜 것도 없다. 우리가 걱정하는 일의 95%는 절대 벌어지지 않는 일이라는 조사 결과도 있다. 생기지도 않은 미래의 일을 불안해하면서 소중한 현재를 낭비해서는 안 된다. 현재는 현재대로 소중히 살아가고, 미래에 나쁜 일이 생기면 그때 가서 대책을 마련하는 것도 방법이다.

4. 삶에 대한 태도를 새롭게 하기

1) 시간을 소중히 여기기

시간은 우리가 살아 있다는 실질적인 증거이다. 죽음 이후에 자아가 없어지면 시간을 인지할 수 없을 것이다. 시간 자체가 곧 우리의 삶이다. 따라서 우리는 얼마나 더 살 수 있을까를 불안해하면서 지내기보다, 하루하루 주어지는 지금 이 시간을 소중히 여기며 지내야 한다. 나중에는 지금 이 순간을 그리워하는 시절이 분명히 오기 마련이다.

아래의 글은 어느 보호자께서 보내어 주셨던 메일이다. 보호자분들이 느끼는 심리가 잘 드러나 있고, 시간이 얼마나 소중한 것인지를 절실히 느낄 수 있는 편지여서 함께 읽어 보면 좋을 것 같다.

교수님이 주신 답장을 읽고 처음에 엄마가 진단 받았을 때 했던 생각과 결심들을 다시 한번 생각해 보고 지금 저의 모습을 뒤돌아보게 되었어요.

근래 이런저런 답답한 상황만 생기다 보니 뭔가 하지 않으면 잘못된 것 같은 불안감에 제가 가장 중요한 걸 잃어버렸던 것 같아요.

엄마의 의중은 생각하지 않고, 저의 결정만 계속 엄마에게 강요하고 있었던 제 모습이 참….

사실 엄마가 임상을 위해 타 병원에 진료를 보셨던 것도 엄마 자신의 치료나 생명 연장을 위해서보다는 이런저런 과정 속에서 제가 좀 더 덜 상처 받기를 바라며 따라 주셨던 생각이 들어요.

제가 너무 마음을 추스르지 못하고 이것저것 알아보는 게 아마 엄마 입장에선 안쓰럽다 생각하셔서 이렇게라도 본인이 따라 주시는 게 저에게 조금은 안도를 줄 수 있다 생각하여 힘을 내 주셨을 것 같다 생각하니…

제가 얼마나 엄마와의 귀중한 시간을 엉뚱한 곳에 허비하고 있었나 참 바보 같다는 생각이 이제야 드네요….

저희 엄만 참 강하고 워낙 의연하신 분이라 내색은 안 하셨지만 본인도 많이 지치고 힘드실 텐데…

저희들과 좋은 시간을 보내고 싶어 하셔서 이렇게 병원이라도 다니며 함께 하는 것에 더욱 큰 의미를 두시고 계셨던 게 아닌가 싶어요.

항상 저에게 본인은 무의미한 치료보단 행복하게 마지막 시간을 잘 보내고 싶다 하셨는데, .

전 이런 엄마의 말을 들을 때 오히려 이런 덤덤함이 더 속상하고 아팠습니다.

다른 부모님처럼 뭘 해서라도 먹어서라도 살고 싶다. 다른 병원 가 보자. 이런 말을 들었으면 좀 더 편했을 것 같아요…

항상 너희들이 아파하지 않으면 좋겠다는 말씀이 너무나도 아프고 또 아파서요…

아마 본인도 간호사로서 호스피스 치료에 뜻이 있으셨던 분이라, 또 암환자들의 마지막 모습을 어느 누구보다 많이 지켜보셨던 분이라 이런 상황에 너무 의연하신 모습이 딸로선 참 받아들이기 쉽지가 않아요.

그냥 다른 분들처럼 그냥 화내고 신세 한탄도 하셨으면 좋을 텐데….

사실 전 아직도 여전히 조바심이 나고 두렵습니다.

그렇지만 이제라도 한번 신이 선물해 주신 정말 귀한 시간이라는 선물을, 감사한 마음으로 하루 하루 의미 있게 사용하겠습니다.

지난번 외래 때 엄마랑 참 오랜만에 마로니에 공원도 걷고 대학로에서 맛있는 식사도 하면서 참 즐거웠어요.

저희 가족에겐 나름 추억이 많은 장소인데 한동안은 온 적이 없어서…

엄마와 손잡고 걷고 있는 시간이 너무 너무 좋았는데 아직은 통증으로 조금은 힘들어 하시는 모습에 마음은 아팠지만 앞으로 더욱 이런 좋은 추억을 만들어야겠어요.

통증 때문에 먼 곳은 가기 힘들겠지만, 교수님의 조언대로 좋은 공연도 보고 가까운 곳으로 여행도 다녀와야겠어요. ^^

엄마와의 함께할 수 있는 시간을 더 의미를 가질 수 있게 만들어 주신 교수님께 정말 많은 감사를 드리며 이만 인사드릴게요.

엄마 진단 받고도 제대로 울어 보지 못했는데 메일 읽으며 오늘은 정말 많이 울게 되네요….
사실 제가 이렇게 있었던 게 문제가 아닌가 싶어 정신과 상담을 받아 봐야 되나 했는데 안 그래도 될 것 같아요. ^^;;
앞으로 오래도록 암 진단을 받고 투병 중에 이런저런 상처를 입고 절망감에 아파할 환자와 그 가족들에게 좋은 멘토가 되어 주세요.
귀한 시간 내서 이렇게 당부와 조언을 해 주셔서 다시 한번 감사 인사드릴게요.

나중에 교수님의 '진료실에서 못 다한 이야기 2편'도 기대해도 될까요??
교수님이 적어 주신 글 한 자 한 자가 얼마나 큰 힘인지 아마 모르실 거예요!!

— 10월 주일 새벽에 여전히 철없는 환자 딸 드림

위의 글을 보면 시간이라는 것이 얼마나 소중한지 느낄 수 있을 것이다. 우리의 삶 자체는 시간으로 이루어져 있으니 그 시간을 낭비해서는 안 된다.

2) 삶에 의미를 부여하기

"선생님, 제가 이렇게 더 살아서 뭐할까요?"
"왜 그렇게 마음 약한 말씀을 하세요?"
"그게…… 자꾸 사는 게 무슨 의미가 있는 건가 싶어지네요."

치료의 과정에서 삶에 의미를 부여해야 한다. 거창한 의미를 부여하는 것보다 소소한 의미를 부여하는 것이 좋다. 요즘 유행하는 소확행, 소소하지만 확실한 행복이 그런 것이다. 삶의 의미는 본래 사람마다 다르며, 우리 자신도 삶의 각 단계에서 다른 삶의 목적을 가질 수 있다.

무한히 지속될 것 같던 인생이 유한하고, 소중한 시간이 얼마 남지 않았다는 사실을 알게 될 때, 우리가 삶을 바라보는 관점과 가치관이 변하게 된다. 암은 삶을 단순화시켜서 때로는 과감히 포기할 수 있도록 하기도 하며 가치관을 바꾸기도 한다. 과거에는 소중했던 것이 사소해 보이며, 하찮았던 것들이 의미 있게 다가올 수 있기 때문에, 생각하기에 따라 오히려 새로운 삶의 의미를 찾을 수도 있고 예상하지 못했던 기쁨을 발견할 수 있다.

아직도 잊히지 않는 환자분이 한 분 있다. 비소세포폐암으로 항암 치료를 받았던 어느 70대 여자 환자분이다. 환자분은 담배를 한 번도 핀 적이 없었지만 폐암에 걸려서 생명 연장 목적의 고식적 항암 치료를 받으셨다. 70대이긴 했지만, 나름대로 관리 잘하며 3주에 한 번씩 열심히 항암 치료를 받으셨다. 항암 치료를 받으며 손주들을 매일 유치원에 데려다 주고, 유치원 끝나면 매일 데리고 오셨다. 유치원 오가면서 손주들과 이런저런 대화도 나누고, 딸이 퇴근해서 올 때까지 집에서 두어 시간 손주들 봐 주며 간식도 챙겨 주셨다. 주말에는 근처 공원으로 김밥 싸서 소풍도 가곤 하셨다. 3주에 한 번씩 병원에 와서 항암주사도 맞고 가셨다. 병원 올 때에는 늘 남편분이랑 따님과 함께 오셨었다. 할머니에게 항암 치료 힘들지 않느냐고 여쭈어 보았을 때, 힘들긴 한데 그래도 견딜 만은 하다고 하셨다. 손주들 봐 줘야 하기 때문에 손주들 초등학교 들어갈 때까지만 조금만 더 오래 살았으면 좋겠다고 하셨다.

할머니는 그렇게 열심히 치료를 받으셨다. 치료 결과가 안 좋아서 항암제를 바꾸어야만 했던 적도 몇 번 있었지만, 할머니는 한 번도 화를 내거나 마음의 동요를 일으켰던 적이 없었다. 암이 나빠지고 임종이 가까워 호스피스 상담을 받을 때에도 당신보다 남겨지는 자식들을 먼저 걱정하셨다. 안타깝게도 할머니는 사랑하는 손주들이 초등학교 들어가는 것은 결국 못 보고 돌아가셨다.

그냥 우리 주위에 있는 평범한 할머니라고 생각할 수도 있지만, 나는 이 환자분의 삶이 매우 위대했다고 생각한다. 할머니가 얼마나 돈이 많았는지, 아파트가 몇 채가 있는지, 대학은 나왔는지 나는 그런 것은 알지 못한다. 역사책에 나오는 위인은 아니었지만, 할머니는 위대했다. 분명 그 가족들은 열심히 살았던 환자분의 모습을 마음속에 평생 새기면서 환자분의 몫까지 두 배로 열심히 살고 있을 것이라고 생각한다. 환자분이 가족에게 보냈던 사랑을 잊지 않고, 다른 가족에게 사랑을 전하면서 살고 있을 것이라고 생각한다. 할머니는 돌아가셨지만, 돌아가시지 않고 가족들의 마음속에서 영원히 살고 있다고 생각한다. 적어도 내 기억 속에서는 이 할머니가 잊히지 않는다. 이런 삶이 의미 있는 삶이 아니라면 도대체 무슨 삶이 의미 있는 삶이란 말인가?

의미 있는 삶을 너무 거창하게 생각 할 필요는 전혀 없다. 암환자들은 오히려 살고자 하는 강한 의지가 있기에 삶의 의미를 높일 수 있다. 평범한 것이든 특별한 것이든 하루하루를 단지 일상적인 일들의 반복으로만 보내지 않고, 오히려 건강한 사람들보다 더 의미 있는 하루하루를 보낼 수 있다. 어떤 사람은 삶의 의미는 정하는 것이 아니라 느끼는 것이라고 하였다. 이 역시 틀린 말은 아니다. 산다는 것은 고통이지만, 고통 속에서 의미를 찾고 느끼는 것이야말로 곧 살아 있다는 것을 의미한다.

3) 사람들과 자신의 생각을 나누고 감정을 표현하기

사람들이 두려워하는 것은 죽음 그 자체가 아니라 죽음을 앞둔 날들이다. 많은 사람들이 죽음을 앞둔 날들을 막연히 두려워한다. 경험하지 않을 수도 있는 통증을 막연히 두려워하고, 가족에게 짐이 되지 않을까 막연히 걱정한다. 사회로부터 고립되지는 않을까 걱정을 한다. 예전에 건강했을 때의 모습을 잃고 해 왔던 일들을 못하게 되고, 사랑하는 사람들을 잃고, 스스로에 대한 통제를 못하게 될까 봐 두려워하고 슬퍼하기도 한다.

죽음 이후는 어떻게 될까? 가족과 친구들은 어떻게 될 것인가? 가족과 친구들은 나의 죽음에 대해 어떻게 반응할 것인가? 여러 가지 생각이 갑자기 많아진다. 이런 생각들은 여러 감정들을 만들어 낸다.

이러한 생각과 감정을 갖는 것은 나만 유별나서 그런 것이 아니라, 지극히 자연스러운 일이다. 나의 생각과 감정들을 가족이나 친구들과 나눈다면 서로 공감할 수 있을 것이며, 이러한 감정을 공유하는 것이 심리적인 안정감을 주고 암으로 인한 스트레스를 줄인다. 그러기 위해 아래와 같은 시도를 해 보면 좋다.

— 자신의 감정 상태에 대하여 의료진이나 자신을 지지해 주는 사람들에게 솔직하게 이야기한다.
— 가족, 친구에게 자신의 생각과 감정에 대해 편안하게 대화하도록 노력한다.
— 병원 혹은 가까운 지역사회 내의 암환자 모임 등에 참여하거나 환우회 등에 참여하여 선배 암환자와 소통을 한다.
— 부담 없고 가벼운 주제로 대화를 시작한다.
— 옳고 그름을 가리는 대화를 하지 말고, 공감할 수 있는 대화를 한다.
— 아주 작은 일에 대해서도 감사하는 마음을 표현해 본다.
— 대화가 어려우면 편지나 이메일, 문자 메시지를 통해 자신의 생각과 감정을 표현해 본다.
— 사소하게 함께 웃을 수 있는 일을 찾아본다.
— 가벼운 산책과 같이 다른 사람과 함께 할 수 있는 즐거운 활동을 자꾸 시도해 본다.

주변 사람들과 서로 생각을 나누고 감정을 표현해야 한다. 서로 감정을 나누고 교감하다 보면 생각의 실체가 명확해지며 두려움이 사그라진다. 이때 가급적이면 편안하고 친한 사람들, 나에게 소중한 사람들과 함께 나누는 것이 좋다. 잘 모르는 사람이나 친밀하지 않은 사람들과 이런 생각을 나누려고 하면 그 자체가 스트레스가 될 수 있다.

살면서 좋았던 순간들을 회상하는 것도 좋다. 그때 느꼈던 좋은 감정을 다시 한번 떠올려 보는 것이다. 이때 사진첩을 보는 것도 도움이 된다. 사진을 찍었던 때는 대부분 추억으로 남기고 싶었던 순간들이다. 사진을 통해 추억이 깃든 순간들을 회상할 수 있으며, 친밀한 사람들과 이 순간을 나누는 것도 좋다.

적극적으로 생각을 나누고 감정을 표현하는 데 있어서 감사하는 마음을 표현하는 것도 필요하다. 빈말이라도 아주 작은 것에 대해 '고맙습니다, 감사합니다'라는 말을 자꾸 해 보면, 사람들과의 관계도 훨씬 부드러워진다. 아주 사소한 것에도 '감사합니다'라는 말을 자꾸 반복하다 보면 삶에 대한 태도도 달라진다. '감사합니다'라는 말에는 무척 큰 힘이 숨어 있다. 고맙다는 말을 하는 데에는 돈도 들지 않고 시간도 들지 않고 별 노력도 안 든다. 표현하는 것이 처음에는 쑥스러울지 몰라도 효과는 크다.

4) 삶의 우선순위를 다시 매기기

암에 걸린 사람들은 대개 얼마나 더 살 수 있을까를 고민한다. 하지만 그걸 누가 알겠는가? 통계 숫자가 있다고 하더라도, 담당의사도 모르고 세상 누구도 내가 얼마나 살지 모른다. 치료가 유난히 잘 들어서 생각보다 오래 사는 사람도 있고, 그 반대인 경우도 있다. '진인사대천명盡人事待天命'이라는 말이 있듯이 우리는 그저 우리가 할 수 있는 최선을 다할 뿐이다. 최선의 노력이 최선의 결과를 보장해주진 않는다. 인간에게 주어진 수명은 우리 의지대로 컨트롤할 수 없다. 하지만 매 순간 살아 있는 순간을 어떻게 살아갈지는 우리의 의지대로 컨트롤할 수 있다. 우리에게 일어나는 일을 우리가 바꿀 수 없다고 하더라도, 우리는 우리의 태도를 바꿀 수는 있다.

내 의지대로 컨트롤하지 못하는 부분을 속상해하며 애태우기보다 내 의지대로 컨트롤할 수 있는 부분에 집중하는 편이 훨씬 낫다. 살 수 있는 날들을 가늠하며 애태우기보다는 눈앞에 주어진 하루를 멋지게 살아가는 것이 훨씬 괜찮은 방법이다.

그러기 위해서는 삶의 우선순위를 정해야 한다. 많은 사람들은 돈, 권력, 명예에 삶의 우선순위를 맞춘다. 돈과 권력, 명예 이런 것들은 중요하긴 하지만 그 자체로 삶의 궁극적인 추구 대상은 아니다. 그것들은 수단이다. 가령 돈은 그 돈으로 다른 무언가를 할 수 있는 수단이다. 돈을 가지고 그 돈으로 무엇을 할 거냐는 것이다.

이러한 수단들에는 가치판단의 문제가 개입된다. 돈은 벌어서 자기가 가치 있다고 생각하는 곳에 쓰게 되는데, 그 가치라는 것이 사람마다 다 다르다. 어떤 사람은 노후에 자식들에게 피해 주면 안 되니 노후연금으로 저축하는 사람도 있고, 자식 교육이 가장 중요하니 교육비로 아낌없이 쓰는 사람도 있다. 맛있는 것 먹는 데 큰돈을 쓰는 사람도 있고, 좋은 옷을 사는 데 큰 가치를 두고 돈을 쓰는 사람도 있다. 결국 돈이라는 것은 하나지만, 돈을 버는 방식이나 쓰는 방식은 제각각이다. 돈에 대한 생각과 가치관도 다 제각각이다. 우리는 아등바등 돈만 벌기 위해 지구상에 태어난 것도 아니고, 명예를 얻기 위해 지위를 얻기 위해 태어난 것도 아니다. 많은 사람들이 착각하지만 돈이나 지위 명예 권력은 그 자체가 목적이 아니라 이를 통해서 다른 가치 있는 것을 이루기 위한 하나의 수단이다. 암에 걸릴 줄 알았더라면 그 돈으로 평소에 사람들과 해외여행도 다니고 맛있는 거나 사 먹을걸, 무슨 부귀영화 보겠다고 그렇게 악착같이 돈 벌었나 싶다는 푸념은 괜히 나오는 게 아니다.

건강도 마찬가지이다. 건강 자체가 목적이 아니라 건강을 통해서 무엇을 추구할 것인가가 중요하다. 건강하지 못하면 아무 일도 못하기 때문이다. 우리가 추구하는 것은 건강 그 자체가 아니라 건강한 상태에서 삶을 더 풍요롭고 행복하게 만드는 일이다. 건강은 수단이다. 그러다 보니 건강을 추구하다 보면, 필연적으로 "건강을 가지고 무엇을 할 것인지, 내 인생에 가장 중요한 것이 무엇인가?"라는 질문과 만나게 되어 있다.

건강하게 오래오래 살 수 있을 때에는 우선순위를 따질 필요 없이 인생에서 중요한 것을 가능한 많이 할 수 있다. 하지만 암을 진단 받고 건강을 잃어 보면, 시간이 많지 않다는 것을 느끼게 되고 인생이 생각보다 짧다는 생각을 하게 된다. 짧은 인생에서 모든 것을 다 할 수가 없다는 생각이 들기에, 자연스럽게 가장 중요한 것부터 순서대로 하게 된다. 즉 삶의 우선순위를 매기게 되는 것이다.

이를 위해 내가 중요하다고 생각하는 것들의 가치를 다시 평가하고, 우선순위를 정해야 한다. 대부분은 중요하다고 생각하는 것들이 행복, 가족, 즐거움 등이다. 그 다음으로는 우선순위를 정한 가치에 부합하는 구체적이고 현실적인 목표를 정해야 한다. 이때 목표는 절대 거창하게 세울 필요가 없다. 너무 거창한 목표를 세우면 이루지 못하고 실망하기 쉽다. 행복감을 느낄 수 있고 쉽게 실천할 수 있는 소소한 목표를 세우는 것이 좋다.

자기계발 서적에서나 나옴직한 이런 이야기를 계속 하는 이유는 삶의 우선순위를 매김으로써 암 진단 후의 삶이 더 풍요로워지고, 투병 생활을 더 편하고 활기차게 할 수 있기 때문이다.

5) 삶의 목적을 찾아보기

지금은 못하고 있지만, 몇 년간 매월 첫째 셋째 금요일 12시에 환자 대상 강의를 한 적이 있다. '항암 치료란 무엇인가'라는 주제로 암병원에서 격주로 강의를 했는데 나름 재미있었다. 강의를 한다고 해서 강의료가 있는 것도 아니고, 누가 알아주는 것도 아니었지만, 환자분들과 진료실 밖에서 이야기를 나누면서 많은 것을 배웠기 때문이다.

강의 시간은 50분이지만, 실제 강의는 20분 정도만 하고 나머지 시간은 주로 질문을 받았다. 보통 강의보다는 질의응답이 더 재미있다. 아무거나 질문하라고 하면 쭈뼛쭈뼛하던 환자분들도 질문을 하기 시작하고, 나중에는 서로 질문을 더 하고 싶어서 질의응답을 받다 보면 정해진 시간을 넘기기 일쑤였다. 9개월 정도 하고 나니 환자분들 얼굴 모습이나 질문하려고 손 드는 모양만 봐도 무얼 궁금해하는지 대강은 보였다.

대부분의 질문은 "무얼 먹어야 하나요" 혹은 "○○ 건강보조식품 먹어도 되나요." 하는 질문들이었다. 보통은 왜 먹지 말라고 하는지를 설명해 드리는데, 간혹 내가 역으로 질문을 하기도 한다.

"○○를 먹어도 되냐고 물어보시는 건데, 질문하시는 분 본인 생각은 어떠세요?"

"왜 ○○를 드셔야 한다고 생각하시지요?"

"암이 먹는 것으로 낫는 병이라고 생각하시나요?"

"○○보조식품을 준 친구분하고 친하신가요?"

"인생에서 가장 중요한 것이 먹는 것인가요?"

"제가 거꾸로 질문해 볼게요. 내일 죽는다고 하면 오늘 가장 하고 싶은 것이 ○○보조식품 드시는 건가요?"

"○○건강보조식품 드시고 건강해지면 무얼 하고 싶으세요?"

거꾸로 질문을 하다 보면 환자분들이 어떤 생각을 하는지, 무엇을 원하는지, 무엇을 중요하게 여기는지를 알 수 있다. 강의를 하고 설명을 하다 보면 느끼는 것은 우리에게 암 치료 여부, 건강보조식품의 복용 여부가 정말 중요한 것은 아니라는 점이다.

정말 우리에게 중요한 것은 어떻게 살아야 할지, 무엇을 위해서 살아야 할지의 문제인데, 여기에 대해서는 70년 가까이 사신 분들도 선뜻 대답을 못한다. 자신의 인생에서 중요한 것이 무엇인지 명확하지 않고, 자기 삶에 스스로 의미를 부여하기 어려워하는 분들이 흔히들 남들이 좋다더라 하는 ○○건강보조식품에 집착하는 것 같다.

○○건강보조식품을 먹는 것도 결국에는 암 치료 효과를 높이자고 하는 것이고, 암 치료 효과를 높이자는 것은 건강하게 오래 살자는 것인데……. 그렇다면 건강하게 오래 살아서는 과연 무엇을 할 것인가?

이에 대해 물어보면 대부분은 막상 대답을 못한다. ○○건강보조식품이 중요한 것이 아니라는 의미이다. 삶은 누구에게나 유한한 법인데, 암 치료를 하면서 자신에게 더 주어지는 인생을 과연 어떻게 살아야 하는지 아는 것이 ○○건강보조식품보다 훨씬 더 중요하다는 말을 하고 싶은 것이다.

"환자분, 이번 항암 치료가 잘 안 들어서 암이 항암 치료에도 불구하고 더 커졌습니다. 약을 바꾸어서 항암 치료를 더 해 봅시다."

"선생님, 저 항암 치료 더 해야 하나요?"

"항암 치료를 통해서 삶이 한두 달 더 연장되는 것에 대해서 어떻게 생각하세요? 이번 항암은 좀 힘들 수 있습니다. 기대하는 것은 한두 달 연장되는 것이고 항암제가 잘 안 들면 연장이 안 될 수도 있습니다. 저는 그렇게 해서 한두 달 더 연장되는 것이 의미 있다고 생각하는데 환자분 본인 생각은 어떠신가요?"

이런 질문에 대해 환자분들의 답변은 크게 3가지이다.

첫째, 힘들어도 한두 달 연장되는 것이 나에게 소중한 시간이니까 나는 힘들어도 항암을 더 해 보겠다.

둘째, 항암 치료로 연장되는 한두 달이 나에게는 큰 의미가 없고 고통스러운 시간의 연장에 불과하니까 나는 더 이상은 항암 치료를 안 받겠다.

셋째, 잘 모르겠다. 선생님이 알아서 해 달라.

이 세 가지 답변 중 가장 많은 대답은 무엇일까? 가장 많은 대답은 세 번째인 '잘 모르겠다'는 것이다. 선생님이 알아서 해 달라는 대답을 가장 많이 듣는다. 본인 인생인데, 잘 모르겠으니 의사가 알아서 해 달라는 것이다. 왜 그럴까?

내가 왜 사는지에 대해 진지하게 생각해 본 적이 별로 없어서이다. 이는 나이가 많고 적음과 무관하다. 칠순 나이 드신 분들도 그저 죽지 못해서 그냥 70년을 사신 분도 계시다. 그냥 살다 보니 70세가 된 것이다. 그러니 항암 치료로 연장되는 한두 달의 시간이 나에게 어떤 의미가 있는 시간인지 모르겠다고 대답을 하는 것이다. 잘 모르겠다고 대답한 분들을 비난하거나 비하하고 싶은 의도는 전혀 없다. 그것이 우리가 살아가는 있는 그대로의 솔직한 모습이기 때문이다. "왜 사느냐?"라고 물어보았을 때 바로 대답이 나오는 사람이 얼마나 되겠는가. '죽지 못해 사는 거지요'라는 대답만 안 나와도 성공인 게 인생인데 말이다. 하지만 내가 살아 있는 사람인지 아직 죽지 않은 사람인지는 분명히 하고 넘어가야 한다.

내 외래를 방문하는 많은 환자분들은 완치 목적의 항암 치료가 아닌 생명 연장 목적의 항암 치료를 받고 계신다. 이들 환자분들은 항암 치료를 통해서 수개월 혹은 1~2년 정도의 생명을 연장하는 것이 현실이다. 물론 간혹 드물게 수년 이상 연장하는 분도 계시고, 암을 가진 채 5년 이상 잘 지내시는 분들도 계신다. 문제는 그렇게 연장되는 생명을 어떻게 보내느냐이다. 한 달을 일 년처럼 알차고 슬기롭게 활용하다가 돌아가시는 분도 계시고, 6개월밖에 연장이 안 된다고 괴로워하면서 6개월 동안 비관만 하다가 돌아가시는 분도 계시다. 완치가 안 되냐며 실망하는 분들이 특히 더 그러하다.

완치가 돼서 20년 더 살게 되면 20년 동안 무엇을 하실 거냐고 물어보았을 때 선뜻 대답하는 분들이 별로 없다. 그러면서 일단 완치는 되게 해 달라고 한다.

물론 항암 치료로 연장되는 시간이 어떤 의미의 시간이냐는 질문에, 바로 대답이 나오는 환자분도 있다.

"우리 딸이 아직 시집을 못 갔습니다. 딸이 시집갈 때까지는 내가 살아 있어야 합니다."

"아들과 며느리가 바빠서 세 살짜리 손주를 내가 봐 주어야 합니다. 내가 이대로 쓰러질 수는 없습니다."

"제가 죽기 전에 크루즈 여행을 다녀오는 것이 소원이었습니다."

"나는 여태까지 살아오면서 애들 키워 냈고, 시집장가 다 보냈고, 내 할 도리는 다했습니다. 원 없이 살아서 이제는 오늘 죽는다고 해도 여한이 없습니다. 지금부터 내게 주어지는 시간은 그냥 보너스라고 생각하는데, 그 보너스가 길지 않아도 나는 전혀 상관없습니다."

"애들하고 맛있는 것을 조금 더 먹고 싶습니다."

"저는 음악을 좋아하는데, 좋아하는 음악을 더 듣고 싶습니다."

"여든다섯 되신 노모가 아직 살아 계십니다. 내가 어머니보다 먼저 갈 수는 없습니다."

이런 삶의 목적은 굉장히 소중하다. 남들이 보기에 소소한 삶의 목적이라고 보일 수 있어도 나에게는 매우 소중한 삶의 목적이다. 분명한 삶의 목적을 가진 분들은 훌륭한 분들이다. 암환자에게 삶의 목적은 어느 하나 소중하지 않은 것이 없다.

니체는 "왜why 살아야 하는지 아는 사람은 어떤how 상황도 견딜 수 있다"라고 하였다. 왜 사는지 삶의 목표가 분명한 사람은 왜 치료를 받아야 하는지도 명확하다. 시련에 부딪히더라도 이를 잘 견뎌내고, 어려움 속에서도 삶의 의미를 찾아낸다. 그런 것들이 ○○건강보조식품 먹는 것보다 더 중요하다. 겉으로 드러나는 것보다 눈에 보이지 않는 본질이 중요하다. ○○건강보조식품을 찾아 헤매지 말고 본질을 찾아 헤매야 한다. 중요한 것은 눈에 보이지 않는다. 아무도 대신 찾아 주지도 않는다. 하지만 우리는 본질을 찾아야 한다.

6) 긍정적으로 치료에 임하기

"선생님, 치료가 잘되겠지요? 저는 긍정적으로 생각하고 열심히 치료 받아 보려고요."

"네. 그런 마음의 자세가 정말 중요한 겁니다. 어려운 상황이지만, 그래도 희망적인 부분을 생각하고 긍정적으로 치료 받아 봅시다."

"저도 그렇게 하려고요. 긍정적으로 치료 받으면 꼭 완치될 거라고 믿습니다."

"아니요. 지금 치료 목적은 완치 목적이 아니에요. 암은 많이 퍼져 있고 현실적으로 완치를 바라볼 수 있는 상황은 아닙니다."

"그래도 긍정적으로 생각하면 잘되지 않을까요?"

"저는 긍정적인 결과를 기대하자는 것이 아니라, 긍정적인 자세로 치료에 임하자고 말씀드리는 겁니다. 어떤 결과가 올지는 별개의 문제로 했으면 좋겠고요."

"그러면 긍정적일 필요가 없는 것 아닌가요?"

긍정적으로 생각하는 것은 굉장히 중요하다. 매사에 부정적인 태도를 보이는 것보다 밝고 긍정적으로 임하는 것은 무척 중요하다. 삶의 긍정적인 면을 강조하는 것은 삶에 대한 의미, 목적을 더 빛나게 해 줄 수 있다. 많은 말기암 환자들은 암 상황이 아무리 나쁘다고 하더라도 희망, 인내, 용기로 삶의 가치에 대해 긍정적인 태도를 가진다. 그런데 여기서 오해하지 말아야 할 것이 있다.

긍정적이라는 것은 결코 결과에 대한 긍정이 아니라는 점이다. 결과에 대한 긍정이 아니라 과정에 대한 긍정이어야 한다. 이 점을 오해하면 결과에 대한 과도한 긍정과 기대를 가지고 있다가 실망만 커지는 경우가 많다.

서점에 가면 수많은 자기 계발 서적이 있다. 이러한 자기 계발 서적은 간절히 원하면 우주가 응답해서 다 이루어진다는 식인 경우가 많다. 사람들은 이런 책을 좋아해서 이런 류의 무한 긍정 자기 계발 서적이 한때는 베스트셀러였다. 암에 대한 서적들 중에서도 이런 류의 서적이 많다. 의사들이 포기한 말기암 환자가 ○○요법으로 완치되었다는 책들이 그러하다. 마음을 제대로 먹고 자연 치료를 하면 세상에 못 고칠 암은 없으니 긍정적인 자기 확신을 가지라는 책들이다. 그러면서 말기 암환자들의 사례를 책에 소개한다.

물론 과학으로 설명할 수 없는 기적이라는 것이 일어나기도 한다. 그런데 기적이라는 것이 자주 일어나면 그것은 기적이 아니다. 기적은 아주 드물게 일어나기 때문에 기적이다. 로또에 당첨되는 사람은 매주 나오지만, 내가 로또에 당첨되는 확률은 매우 희박하다. 확률적으로 나에게 기적이 일어나지 않는다고 해서, 그것이 이상한 일이거나 하느님이 나를 버린 것이 아니다. 좋지 않은 결과가 일어난 사람들은 긍정적이지 않아서 안 좋은 결과를 맞이했던 것은 아니다.

긍정에 대해서 생각할 때 중요한 것은 결과에 대한 긍정이 아니라 과정에 대한 긍정이라는 점이다. 어떤 결과가 생길지는 인간이 예측할 수 있는 영역을 벗어나는 것이지만, 얼마나 열심히 치료 받을지는 인간이 할 수 있는 영역이다. 암 치료가 힘들다는데 내가 잘 해낼 수 있을지, 치료의 머나먼 여정을 내가 잘 견딜 수 있을지 스스로 확신이 없을 때, 긍정적인 마음으로 치료 과정에 임하라는 것이다. 좋은 치료 결과가 긍정의 조건이나 대가여서는 안 된다. 좋은 결과를 보장해 주면 내가 열심히 치료 받겠다는 조건부 긍정이어서도 안 된다.

어떤 어려움이 닥치더라도 내가 잘 해낼 수 있다는 믿음은 긍정이다. 긍정적인 태도는 무척 중요하다. 시련을 겪어도 긍정적인 태도는 쉽게 회복하는 회복탄력성을 주고, 설령 결과가 안 좋다고 하더라도 그 다음을 견뎌 내는 밑거름이 되기 때문이다. 적당히 대충대충 치료 받았는데, 좋은 결과가 있을 것이라는 믿음은 절대 긍정이 아니다. 과정이 아닌 결과에 대한 긍정만 있을 경우, 원하는 결과가 나오지 않았을 때 더 큰 실망감으로 이어지기 쉽다.

긍정의 힘을 믿는다는 것은 로또를 사면서 반드시 당첨될 것이라는 긍정적인 확신과 자기 암시를 가지고 사는 것이 아니다. 진정한 긍정의 힘을 깨닫게 된다면, 처음부터 나에게 로또가 필요 없었다는 사실을 깨닫게 된다.

희망에 대한 것도 마찬가지이다. 진료실에서는 희망이 있느냐는 질문을 많이 받는다.

"선생님, 저는 희망이 있는 걸까요? 솔직히 말씀해 주세요."

"환자분이 생각하는 희망이란 어떤 것이지요? 많은 사람들이 희망이라는 단어를 각자 다르게 사용해요."

"글쎄요, 그러니까 지금 제 암 상황을 감안해 볼 때 제가 남은 삶에 희망을 걸어도 되겠느냐 그걸 여쭤 보는 겁니다."

"저한테 희망이 있냐고 물어보지 마세요. 저는 내일 돌아가실 분한테도 오늘 희망이 있다고 이야기하는 사람이에요. 전 항상 희망이 있다고 대답합니다. 저한테 물어봤자 죽기 직전의 사람에게도 희망이 있다는 대답이 돌아올 테니, 저에게 희망이 있냐고 물어보지 마세요. 대신 본인 스스로에게 희망이 있는 거냐고 물어보세요."

희망은 암과 같은 생명을 위협하는 질병이나 죽음에 대처하는 데 중요한 요소이다. 희망은 환자 개인이 암에 대처하고 적응하는 데 주요 인자가 되며, 지쳐 있는 신체와 정신에 힘과 활력을 불어넣어 주고 심리적 변화를 유도할 수 있다. 생존하기 위한 상황에서 희망을 유지하는 것이 생명을 연장시키기 위한 중요한 요인이다.

인간이란 그 자신이 삶의 의미와 가치를 지니고 있다고 인식했을 때에만 진정 살아 있는 상태가 되며, 삶의 의미, 가치나 희망이 의식에서 사라지면 죽음과 같은 상태가 된다. 삶의 의미가 없어지고 희망이 없어진다면 살아도 살아 있는 것이 아닌 상태가 된다. 살아 있는 사람이 아닌 아직 죽지 않은 사람이 된다. 희망에 대한 거부는 죽음이나 다를 바가 없다. 희망은 지속적인 삶을 위해 죽을 때까지 필요한 요소이다.

'죽는 날까지 절망을 택하면서 살 것인가? 아니면 희망을 택하면서 살 것인가?'는 본인에게 달린 것이다. 의사가 희망이 있다고 하면 희망이 있는 것이고 의사가 희망이 없다고 하면 없는 그런 문제가 아니다. 희망은 의사에게 달린 문제가 아니라, 본인에게 달린 문제이다. 나의 희망에 대한 문제를 남에게 판단해 달라고 하지 말아야 한다. 본인 스스로가 희망이 있다고 생각하고 긍정적으로 살지, 아니면 다 끝났다고 생각하고 절망하며 살지를 선택하는 것이고, 선택을 하는 주체는 바로 나 자신이다. 희망은 외부의 조건이나 타인이 정해 주는 것이 아니다. 희망이란 스스로가 선택하는 삶에 대한 태도와 같은 것이다. 희망은 저절로 오지 않는다. 내가 불러야만 온다. 내가 부르지 않으면 희망은 절대 나에게 오지 않는다.

희망이란 좋은 결과가 있을 때에만 가질 수 있는 조건 같은 것도 아니다. 희망은 거래나 협상이 아니다. 희망도 긍정과 마찬가지로 결과에 대한 희망이 아니라 과정에 대한 희망이어야 한다. 그래서 의사에게 '희망이 있느냐?'라고 물어보는 것은 우스운 질문이다. 희망은 삶의 과정에 대한 본인의 선택이기 때문이다. 다시 강조하건대 남이 내 희망을 정해 주는 것이 아니다.

7) 암을 통해서 우리의 삶을 더 성숙하게 만들기

살다 보면 최선을 다해야 할 때가 있다.
어려운 상황에서도 최선을 다하는 것을 '용기'라고 한다.

살다 보면 죽을 만큼 힘든 때도 있다.
죽을 것같이 힘들어도 이 또한 지나가는데, 그때까지 버티고 기다리는 것을 '인내'라고 한다.

살다 보면 내 뜻대로 안 되는 일이 있다.
내 뜻대로 안 되는 일을 받아들이는 것을 '겸손'이라고 한다.

내 뜻대로 되는 일과 안 되는 일을 구분해 내는 것을 '지혜'라고 한다.
내 뜻대로 안 된다고 하더라도 오늘 현재에 감사하고 보다 나은 내일을 기대해 보는 것을 '희망'이라고 한다.

암 치료의 여정에서 용기, 인내, 겸손, 지혜, 희망이 모두 필요하다. 힘겨운 투병 과정을 통해 삶이 더 행복해졌다고 말하는 사람도 있다. 씩씩하게 병과 싸우고 있는 자신이 자랑스러워 행복하고, 그동안 미처 알지 못했던 가족의 사랑을 확인해서 행복하다고 말하기도 한다. 암과의 투병은 우리 삶에 대한 태도를 바꾸고, 우리를 한 차원 높은 단계로 끌어올리는 일이 되기도 한다.

암을 진단 받은 것은 그 자체로 삶의 큰 위기이다. 당장 생존의 문제가 걸리기 때문이다. 하지만 위기는 기회의 다른 말이 되기도 한다. 암은 내 인생을 송두리째 바꿀 수 있는 기회가 될 수 있다. 관점을 바꾸어 큰 위기를 기회로 삼아야 한다. 암을 통해서 우리의 삶이 더 깊이 있게 성숙하는 계기가 되는 것이다. 과거에 대한 후회나 미래에 대한 막연한 불안감에 사로잡혀 소중한 '지금 이 순간'을 낭비해서는 안 된다. 비록 암에 걸리긴 했지만 바로 지금 이 순간 내가 살아 있고, 내가 사랑하는 사람들과 함께 할 수 있다는 사실에 우리는 감사해야 한다.

암에 대해 이야기하면서 지금까지 마음가짐에 대한 이야기를 장황하게 늘어놓았다. 독자 입장에서는 의아하게 느껴질 수도 있는데, 진료실에 있다 보면 생각보다 많은 환자분들이 심리적 문제로 힘들어 한다. 몸이 힘든 것은 견디겠는데, 마음이 힘든 것은 정말 못 견디겠다고 하소연하는 환자분들이 많다. 마음을 다잡고 치료를 받아도 모자랄 마당에 마음이 불안정하니 몸도 더 편치 않다. 본디 마음이 편해야 몸도 편한 법이다. 이번 단원을 읽으며 어떤 마음가짐으로 암 치료에 임할지 어느 정도 느꼈다면, 다음 단원에서 암환자의 생활에 대해 알아보도록 하자.

핵심 정리

1. 암 진단 자체가 죽음을 의미하지는 않는다.

2. 지나간 과거를 후회하지 말고 죄책감을 갖지 말자.

3. 암에 대한 올바른 지식을 갖도록 노력하고 공부를 많이 해야 한다.

4. 암 치료는 단기전이 아니라 장기전이고, 장기전을 대비하기 위해서는 새로운 삶의 방식을 설계하는 것이 중요하다.

5. 암 진단 후 암환자는 부정, 분노, 타협, 우울, 수용의 다섯 가지 심리단계를 거치게 된다.

6. 암환자는 우울증, 불면, 불안 등의 다양한 심리적 문제를 겪게 된다.

7. 암환자의 우울증은 일반인의 우울증과 다른 양상으로 나타나서 알아차리기가 쉽지 않고, 암 치료 과정에서 우울증은 심각한 문제이지만 자주 무시되곤 하며, 방치될 경우 암 치료에도 좋지 않은 영향을 준다.

8. 마음이 너무 힘들면 정신건강 전문가와 만나서 환자가 겪는 심리적인 어려움을 토로하고 해결책을 함께 모색하는 것이 도움이 된다.

9. 암환자 스스로 심리적 어려움을 드러내어 주변에 도움을 청하고 극복하는 마음가짐이 필요하다.

10. 처해 있는 상황을 객관적이고 냉정하게 바라보며 현실을 받아들이는 용기가 필요하다.

11. 시간은 우리가 살아 있다는 실질적인 증거이며, 시간을 소중하게 사용해야 한다.

12. 삶에 의미를 부여하고, 긍정적인 마음으로 소중한 삶에 의미를 부여하고, 긍정적인 마음으로 소중한 사람들과 자신의 생각을 나누고 감정을 표현해야 한다.

2

암환자의
생활에
대하여

암환자로 살아간다는 것은 생각보다 쉬운 일이 아니다. 누구도 어떻게 살아야 한다고 자신 있게 이야기해 주지 않는다. 암은 암이고 나는 나대로 살아야 하는데, 어떻게 해야 하는지 막막하기만 하다. 의료진들은 치료에 대해 신경 쓰기에도 바쁘기 때문에 소소한 일상생활까지는 잘 이야기해 주지 않는다. 하지만 일상생활을 어떻게 잘 해나가야 하는지는 투병 생활을 하는 데 있어서는 분명 중요한 일들이다. 이번 장에서는 암환자의 생활에 대해서 알아보도록 하자.

1. 암환자가 사는 곳

1) 공기 좋은 곳의 허와 실

"선생님, 저희가 이번에 공기 좋은 강원도 쪽으로 이사하려고 하는데요. 괜찮겠지요?"

"어떤 것 때문에 이사하시려고 하세요?"

"거기는 공기가 너무 좋더라고요."

"공기청정기 틀어 놓으면 지금 사는 집도 공기 좋을 거예요. 그냥 살던 대로 서울에서 사시지 그러세요?"

"선생님, 공기가 이렇게 나쁜데 암환자가 서울에서 살아도 되나요?"

"서울시 인구가 천만 명인데, 서울 사는 암환자가 어디 한둘이겠어요?"

암환자는 어디에서 살아야 할까? 우리나라 사람들은 문화적인 특성상 암에 걸리면 공기 좋은 곳을 찾는 성향이 있다. 이는 우리나라의 압축적 근대화 과정과 관련이 있다. 암에 주로 걸리는 나이는 60대 후반 70대이다. 60대 후반 70대 세대는 고향에서 살다가 좋은 직장을 찾아 대도시로 이주해 온 세대이다. 이 연령대의 분들은 대도시의 탁한 공기가 늘 불만스러웠지만, 직장이 대도시에 있어서 아이들 교육시키고 먹고 살기 위해 대도시에 살곤 하였다. 다들 아이들 다 키우고 은퇴하면 언젠가는 고향으로 되돌아가고 싶은 마음이 한구석에 있었다. 그런데 이제 좀 살 만하니 암에 걸렸다. 얼마나 더 살지도 모르는데, 죽기 전에 고향 근처 공기 좋은 곳에서 자연과 벗하며 마음 편하게 살다가 삶을 마무리하고 싶어지는 것은 당연한 일이다.

특히 요즘처럼 미세먼지가 사회적 문제가 되고 있는 시점에서, 대도시의 탁한 공기가 좋을 리는 없을 것이다. 그렇다면 공기 좋은 시골로 내려가는 것이 좋지 않을까?

필자의 개인적인 의견이지만 공기 좋은 시골로 가는 것을 절대 추천하지 않는다. 병원에서 가까운 곳, 도와줄 가족과 가까운 곳에서 사는 것이 가장 좋다.

첫 번째 이유는 응급 상황에서의 대처 때문이다. 암 치료를 받을 때 특히 항암 치료를 받을 때에는 언제 어떻게 부작용이 나타날지도 모르고 암이 커지면서 어떤 응급 상황이 생길지 모른다. 응급 상황이 생기더라도 병원에 빨리 와서 빨리 조치를 받으면 문제없는 경우가 있는데, 병원에서 너무 먼 산골짜기라면 빠른 조치가 힘들다. 산골짜기는 응급 상황에서 앰뷸런스 들어오기도 힘들고, 앰뷸런스 타고 병원으로 가더라도 옮겨도 다니던 큰 병원이 아니어서 응급조치를 받기가 어려워진다. 몇 시간을 고속도로 타고 다니던 큰 병원으로 오더라도 타이밍을 놓치는 경우가 있다.

두 번째 이유는 생활 인프라 때문이다. 대도시가 가지고 있는 생활 인프라는 결코 무시할 수 없다. 대도시에서 수십 년 살다 보면, 대도시를 중심으로 생활 터전이 형성되고, 가족과 친구들도 근처에 모여 살게 되는 경향이 있다. 암으로 투병 생활을 하다 보면 누군가의 도움을 받아야 할 일이 꼭 생긴다. 병원에 가야 하는데, 혼자 거동이 어려우면 누군가가 부축해서 함께 가야 한다. 그런데 생활 터전은 대도시지만 홀로 시골에 있으면, 누군가의 도움을 받기가 어려워진다.

세 번째 이유는 우울증 때문이다. 공기 좋은 곳에서 가족들과 떨어져 혼자서 지내다 보면 우울증이 오기 쉽다. 사람은 뼛속까지 사회적 존재이다. 혼자서는 절대로 살아갈 수가 없다. 살붙이 가족들과 얼굴도 맞대야 하고, 친한 친구들 만나서 이야기도 나누어야 한다.

좋아하는 사람들, 친한 사람들, 만나면 기분 좋아지는 사람들과 자주 만나서 즐거운 시간을 보내도 모자랄 마당에, 무엇하러 인적도 없는 산골짜기에 처박혀 혼자 지내는가. 물론 사람이 살면서 혼자만의 시간을 가지는 것은 무척 중요하다. 혼자만의 시간을 가지면서 스스로의 삶도 되돌아보고 조용하게 묵상하는 일은 분명 우리 삶을 더욱 성숙하게 한다. 그런데 그런 혼자만의 시간이 한두 달 지속된다면 별별 생각들이 들게 마련이다. 할 일 없이 조용한 곳에 있다 보면, 생각은 늘 생각을 낳게 되고, 우울한 생각이 들곤 한다. 산골짜기에서 살면 대도시의 친구들도 멀어서 자주 찾아올 수 없다. 사람은 안 보면 서로의 관계가 멀어지게 되어 있다. 자주 얼굴 보고 만나야 정도 쌓이고 가까워진다. 어려움도 함께 나누게 된다.

이 밖에도 여러 현실적인 이유가 있다. 서울의 집 팔고, 공기 좋은 시골에 전원주택을 샀다가 집안싸움 나는 경우를 여러 번 보았다. 서울의 집값은 계속 오르는데, 지방의 전원주택은 집값이 계속 떨어지기 때문이다. 전원주택은 팔려고 해도 개인 취향대로 지었기 때문에 잘 팔리지도 않는다. 처음 암 선고를 받으면 인생이 끝나는 줄 알고 오랜 꿈을 실천한다며 시골 공기 좋은 곳에 전원주택을 마련하지만 암에 걸렸다고 해서 생각처럼 인생이 쉽게 끝나지도 않는다. 그때 팔아 버린 서울 집이 지금은 얼마 한다더라 하는 소식을 들으면, 속이 쓰리기 마련이다.

요즘에는 어디든지 펜션, 호텔, 에어비엔비 같은 숙박 시설이 잘 되어 있다. 공기 좋은 곳에 가서 쉬고 싶으면 틈나는 대로 가서 며칠 묵고 오면 된다. 가서 좋으면 한두 달 정도 펜션을 빌려서 살다 오면 된다. 황토방이 좋으면 집을 팔고 황토방 지어서 지내는 것보다 황토방 펜션 가서 몇 주 지내고 오면 된다. 그게 황토방을 소유하는 것보다 더 편하고 싸게 먹힌다. 암에 걸리고 나서까지 소유에 집착하는 삶을 살 필요는 없다.

물론 완치 목적의 암 치료를 모두 끝낸 분들은 좀 다를 수 있다. 암 치료가 종료된 분들은 치료 없이 재발만 하지 않고 5년이 잘 넘어가면 된다. 치료가 종료되다 보니 병원 방문이 자주 있지 않고, 증상이 없으니 혼자서도 얼마든지 생활이 가능하다. 완치 목적의 암 치료가 끝난 분들 중에 공기 좋은 곳에 있으면 불안한 마음도 없어지고 혼자서도 참 좋다고 말하는 분들이 있다. 몇 년씩 공기 좋은 곳에 혼자 있어도 문제없다고 하는 분도 있다. 이런 분들은 공기 좋은 시골에 지내는 것도 나쁠 것은 없다. 각자의 선택이 되겠지만, 적어도 암 치료를 계속 받아야 하는 분들은 병원 가까운 곳, 도와줄 가족과 가까운 곳에서 생활하는 것이 가장 좋다.

2) 가족과 가까운 곳에서 지내기

앞에서 암 치료를 계속 받아야 하는 분들이 공기 좋은 산골짜기로 가는 것은 별로 바람직하지 않다고 하였다. 살아오던 생활의 기반에서 병원 가까운 곳, 도와줄 가족과 가까운 곳에서 생활하는 것이 가장 좋다고 하였다.

사람이 안 보면 멀어지는 것은 당연한 일이다. 중요한 사람들, 중요한 것들과 가까운 거리에서 자주 보며 지내야 더 가까워지고 소중한 것을 함께 나눌 수 있다. 다음은 예전에 어느 보호자분께서 주셨던 편지에 있던 글이다. 아래의 글을 보면 왜 가족과 가까운 곳에서 지내는 것이 중요한지 어느 정도 느낄 수 있을 것이다.

"급하게 '엄마 아빠 집을 팔고 공기 좋은 시골로 이사 갈까요?'라고 물어보니, 교수님은 그냥 딸 옆으로 이사 가라고 하셨어요. 딸내미 옆에 꼭 붙어서 살라고 해서 엄마는 ○○뉴타운인 저희 집 앞 동으로 이사 오셨어요. 엄마는 항암 치료 받으면서도 아이들 어린이집 등원

시키고 저랑 사우나도 가고 북한산도 가고…… 본인이 힘들 텐데도 끝까지 가족을 챙겨 주려 애쓰셨어요. 엄마와 함께했던 1년이 저는 너무나 행복했습니다."

간혹 외래에서 환자분들께 농담반 진담반으로 딸내미 옆에서 꼭 붙어살면서 딸내미 말 잘 들으셔야 한다고 이야기하곤 한다. 마치 어린아이들에게 엄마 말씀 잘 들으라고 하는 것처럼 말이다. 우리나라에서는 아무래도 암 치료는 환자 개인의 몫이 아니라 가족이 함께 하는 것으로 여겨지기 때문이고, 암환자는 누군가의 도움을 받아야 하기 때문이다. 소중한 사람들과 가까이 지내야 한다.

2. 암환자의 생활

1) 암, 너는 너 나는 나

"선생님, 저는 암과의 싸움에서 반드시 이길 겁니다."

"너무 그렇게 비장하게 생각하지 마시고 편하게 생각하세요."

"네? 편하게 생각하라고요?"

"암은 오래 살다 보면 언젠가는 걸리는 병이거든요. 올 게 왔구나 생각하세요. 그냥 암은 암이고 나는 나니까, 그냥 친구처럼 같이 사세요. 암이 나를 불행하게 만들도록 내버려두지 마세요. 죽기 살기로 싸우지도 마세요. 암은 암이고 나는 나니까 내가 행복해지는 길을 찾으세요."

"그래도 암과 싸워서 이겨야 하는 것 아닌가요?"

"암과 싸우지 말고 친구가 돼라는 말도 있잖아요."

예전에 한만청 선생님의 책 『암과 싸우지 말고 친구가 돼라』라는 책이 암환자분들 사이에서 베스트셀러가 된 적이 있었다. 책 내용도 좋았지만, 우선 제목부터가 함축적이고 인상적이었다. 암과 싸우지 않고 암과 친구가 된다는 것. 어찌 보면 어려운 일처럼 보이기도 하지만 굉장히 중요한 일이다. '암과 친구가 돼라'라는 말에 중요한 메시지가 담겨 있다. 너 죽고 나 죽자는 식으로 내가 어떻게 되든지 암과 죽기 살기로 싸우기보다는 암과 슬기롭게 공존할 수 있는 방법을 찾아야 한다는 것이다.

여기에 한 가지를 더 덧붙이자면, 암을 대할 때 '너는 너, 나는 나' 이런 마음으로 임하는 것이다. 암을 진단 받고 암이 나를 심리적·신체적으로 괴롭히겠지만, 나는 최대한 암으로부터 구속되지 않겠다는 마음가짐을 가지라는 말이다. 암과는 독립적으로 생활하는 것이다. 그러기 위해 긍정적인 자아상을 갖고 자존감을 갖는 것이 필요하다. 나 스스로의 자존감을 유지하며 존엄성을 유지하며 살아야 한다.

사실 우리가 인식하지 못해서 그렇지 몸에 암은 몇 년 전부터 나와 함께 있어 왔다. 전작인 『항암 치료란 무엇인가』라는 책에서 다루었듯이, 기본적으로 암은 하루이틀에 생기는 병이 아니고, 몇 년간 내 몸속에서 유전자 변화가 생기고 서서히 누적되며 수년에 걸쳐서 생기는 병이다. 사람 몸에는 살면서 꾸준히 유전자 돌연변이가 생기고, 암세포도 늘 생긴다. 암세포가 면역세포 등에 의해 제거되면 저절로 없어지기도 한다. 모르고 살아서 그렇지 살면서 암세포는 늘 생겼다가 없어졌다가를 반복한다.

문제는 암이라는 사실을 알게 되는 순간이다. 예전부터도 암세포는 있어 왔고 내 몸에는 하루 이틀 사이에 달라진 것이 없다. 몰라서 그렇지 나는 몇 년 전부터도 암에 걸렸었는데, 그때는 몰랐기에 아무 문제없이 일상생활을 잘했었다. 그러다가 암을 진단 받게 되면 나의 생각이 하루 이틀 사이에 나를 암환자로 만든다. 암이 나를 암환자로 만드는 것이 아니라, '내가 암환자라는 나의 생각'이 나를 암환자로 만드는 것이다. 생각하는 대로 사는 사람이 아니라 사는 대로 생각하는 사람이라면 더욱 그렇다. 그러면서 온갖 원망과 부정, 분노, 절망 이런 감정의 소용돌이에 빠지게 된다.

'암환자'로 살아가지 말고 '암을 진단 받은 사람'으로 살아가야 한다. '환자'로 살아갈 것인지 '사람'으로 살아갈 것인지 하는 이 두 가지는 근본적인 마음가짐부터가 다르다. '환자'가 아닌 '사람'으로 살아가기 위해서는 '암, 너는 너 나는 나' 이런 마음가짐이 좋다. 비록 내 몸 한구석에 암세포가 자리 잡아서 한 지붕 두 가족이 되었고, 내 몸에 같이 공생하는 관계가 되었지만, 너는 너고 나는 나인 것이다. 너는 네 갈 길 가고 나는 내 갈 길 가는 것이다.

'어디 네가 죽나 내가 죽나 한번 해 보자. 내가 먼저 죽더라도 반드시 너를 죽이고 말 것이다. 내 기필코 너를 죽이고 말 것이다. 내가 망가지더라도 너를 죽이리라.' 이런 마음가짐으로 암과 싸우고, 암을 박멸하고, 암을 뿌리 뽑겠다는 생각보다, 평화롭게 별일 없이 공존하겠다는 마음가짐으로 사는 것이 더 좋다. 그러다가 어느 순간 내 몸에서 암이 물러나 주기를 바라는 것이고, 정 물러나지 않아 내 몸에서 계속 있겠다고 하면 공존하는 방법을 찾아보는 것이다. 암이 내 몸에서 물러나도록 하기 위해 전문가와 가족들의 도움을 받아 치료를 받는 것이다. 암이 내 몸에서 순순히 물러나 줄지 결과는 아무도 모른다.

  암세포는 외부의 침입자가 아니라 일그러지고 변형된 내부의 내 자신이다. 암세포는 본질적으로 내 몸에 있던 내 자신의 변형된 일부이다. 우리 몸을 이루는 모든 세포는 적절한 시점에서 죽어야 할 때 죽어야 하는데, 내 몸에 있는 일부 세포들이 죽지 않고 영원히 살고 싶다며 반란을 일으킨다. 그것이 암이다. 영원히 살고 싶어 하는 암세포의 욕망이나 영원히 살고 싶어 하는 인간의 욕망은 본질적으로는 같다. 생존은 모든 생명체의 기본적인 욕망이다. 살고자 하는 내가 살고자 하는 암세포에게 죽으라고 명령해 봐야 암세포가 순순히 죽어 줄 리 만무하다. 암세포나 나나 오래 살고 싶어 한다.

  또한, 암은 절대로 정복될 수 없는 병이다. 단세포 생물이든 포유류 같은 고등생물이든, 모든 생명체는 DNA를 기반으로 하고 있고 DNA가 복제되는 과정에서 돌연변이가 생긴다. 그 돌연변이의 결과로 모든 생명체는 점차 다양해지며, 외부 환경에 맞서 생존에 유리한 방향으로 다양해진 개체들이 살아남게 된다. 돌연변이는 다양성을 낳고, 다양성은 생명체를 진화하게 만들어서 생명체가 계속 존재하게 만들다. 그 진화의 과정에서 좋은 방향의 진화도 생기고 암처럼 나쁜 방향의 진화도 생긴다. 결국 암은 진화의 부산물이다. 인간의 수명이 늘어나면서 유전자 돌연변이는 계속 내 몸에 누적될 수밖에 없고, 오래 살다 보면 언젠가는 암에 걸리게 된다. 현재는 평균수명만큼 산다고 할 때 3명 중 1명이 암에 걸리고 있지만, 평균수명이 90세까지 늘어 가면 아마도 3명 중 2명은 암에 걸릴 것이다. 암은 노화, 즉 오래 사는 것과 관련 있는 병이다. 이상하게 들릴 수도 있지만, 암에 걸리지 않는 방법은 암에 걸리기 전에 다른 병으로 죽는 것이다. 실제로 평균수명이 40세가 채 안 되었던 예전에는 암은 매우 드문 병이었다.

생명체가 존재하는 한, 생명체는 진화할 수밖에 없고, 오래 살다 보면 암도 생길 수밖에 없다. 개개인의 암은 일부 치료될 수는 있어도, 근본적으로 인류에게 암은 사라지거나 정복될 수 없는 병이다. 앞으로도 인류가 존재하는 한 암은 계속 인류를 괴롭힐 것이다. 과거 수천 년 전 미라에서도 암이 발견되었고, 수천 년 뒤 인류에게도 암은 계속 발견될 것이다. 인류는 과학의 발전으로 외부의 적인 천연두는 완전 박멸했지만, 내부의 적인 암은 완전히 정복할 수 없다.

인류에게 암이 정복하기 어려운 병이라는데, 그래도 개인 혼자서 죽기 살기로 싸울 것인가? 차라리 '너는 너, 나는 나' 이런 마음으로 살아가는 것이 좋다.

— 네가 아무리 나를 괴롭힐지라도 나는 나대로 내 인생을 행복하게 살아갈 것이다.
— 네가 아무리 나를 괴롭힐지라도 나는 존엄성과 자율성을 가진 인간으로 살 것이다.
— 네가 아무리 나를 괴롭힐지라도 나는 독립적으로 내 삶을 아름답게 가꾸어 나갈 것이다.
— 네가 아무리 나를 괴롭힐지라도 나는 너에게 끌려다니지 않겠다.

— 네가 아무리 내 육신을 망가뜨린다고 하더라도 정신적으로 만큼은 나를 망가뜨리지 못할 것이다.

'암, 너는 너 나는 나'는 암으로부터의 독립선언이고, '암환자'가 아닌 '암을 진단 받은 사람'으로 살아가는 길이다. 그러기 위해서는 자존감을 유지하며 새롭게 내 생활을 유지해야 한다. 항암 치료로 암이 줄어들지 말지는 내가 정할 수 없는 일이지만, 내 생활을 관리하고 유지하는 일은 내가 할 수 있는 일이다. 항암 치료 결과가 나쁜 것은 내가 어찌할 수 없는 일이지만, 다음 치료를 위해 내 몸을 관리하는 것은 내가 할 수 있는 일이다. 내가 할 수 없는 일에 집중하는 것이 아니라, 내가 할 수 있는 일에 집중해야 한다. 암에게 지지 않으려면, 암에게 끌려다니지 말고 내가 암을 끌고 다녀야 한다. 암이 나를 불행하게 만들도록 내버려두지 말아야 한다. 나는 나대로 잘 살아야 암이 불행해진다. 암은 암이고 나는 나다. 암을 진단 받아도 나는 내 생활을 해야 한다.

2) 가능한 한 일상생활을 유지해 보기

"선생님, 이제 저는 어떻게 살아야 할지 모르겠습니다."
"너무 거창하게 생각하지 말고, 최대한 평소 하던 일상생활을 유지해 보세요."
"하던 대로 생활하라고요? 그렇게 해도 될까요? 뭐 다른 걸 해야 하는 것 아닌가요?"

암환자의 생활에 있어서 가장 중요한 것을 한마디로 요약하면 '가능한 한 예전에 하던 일상적인 생활을 유지하는 일'이다. 요즘에는 수술 기법도 좋아져서 회복 기간도 예전보다 빠르고, 부작용 적은 순한 항암제도 많이 나왔다. 암 치료를 받으면서 예전에 하던 일상적인 생활을 유지하는 것이 요즘에는 불가능한 일이 아니다. 항암 치료 하면서 직장생활을 하는 사람들도 많이 있고, 예전부터 해 오던 가벼운 집안일을 계속하는 사람도 많이 있다.

예전에 하던 일상적인 생활을 유지해 보라고 하는 가장 중요한 이유는 '자존감의 유지' 때문이다. 사람은 누구나 자신이 하는 일과 자신의 생활을 통하여 '자존감'을 얻는다. 하는 일 중에서 직업을 예를 들어 생각해 보자. 사람은 일을 통하여 돈을 벌어 가족을 부양하고, 일을 통하여 주변 사람들에게 작은 기여를 한다. 직업은 단순히 생계 유지를 위해 돈을 버는 수단 이외에도 자신의 적성과 능력에 따라 자아를 성취하는 수단이 된다. 갑자기 직업을 상실하면 사람은 자존감에 상처를 받게 되어 있다. 자신의 기본 활동도 마찬가지이다. 식사를 하고, 샤워를 하고, 대소변을 보고, 바깥출입도 하고 사람들도 만나는 그런 평범한 일상 활동들은 인간으로서 기본적인 활동에 속한다. 그런데 갑자기 대소변 보는 일을 누군가에게 의지해야 한다면 사람의 자존감은 떨어지게 마련이다. 하루아침에 자신이 쓸모없는 사람이 된 것 같은 느낌을 갖게 된다. 스스로가 할 수 있는 일이 아무것도 없고, 존재의 이유가 없는 사람이 된 것처럼 느껴지면 자존감이 떨어진다. 자존감이 떨어지면 심리적으로도 우울해진다.

자존감은 자신을 존중하고 사랑하는 마음이다. 어느 정도 적절한 자존감을 유지하며 지내려면 스스로 가치 있는 존재임을 인식하고 자신의 정체성을 잃지 않고 지내야 한다. 그러기 위해서는 예전에 하던 일이나 일상적인 생활을 유지하며 지내는 것이 필요하다. 스스로 할 수 있는 소소한 일들이 있음을 지속적으로 확인하며 자기 자신이 가치 있는 사람임을 확인하는 것이 필요하다. 자기 자신에 대해 긍정적인 자아상을 갖고 자존감을 유지할 때, 어려운 치료를 잘 견뎌 낼 수 있음은 물론이다.

3) 새롭게 시작하면 좋은 일상 활동

"선생님, 이제는 일상적인 생활이 점점 어려워지는 것 같습니다. 외출하는 것도 점점 힘들어지고, 할 수 있는 일이 없어지니 너무 힘듭니다."

"그래도 찾아보면 할 수 있는 일들이 많이 있을 텐데, 소소한 활동을 새롭게 해 보면 어떨까요?"

"에이, 선생님도 참……. 외출하는 것도 어려운데, 어떻게 새로운 활동을 시작해 보라는 건가요? 그냥 하루하루가 힘들어요."

자존감을 유지하는 일이 중요하다는 것은 누구나 다 안다. 말은 쉽다. 누구는 그러고 싶지 않아서 그러겠는가. 치료 도중에는 암 때문에 증상이 생기고 체력이 안 되어서 예전에 하던 일을 못하는 경우가 물론 많다. 병원 방문이 잦아져서 직장을 그만두는 일도 흔히 생긴다. 식사나 용변, 외출 등 기본적인 생활이 안 되는 일도 흔히 생긴다.

    이런 경우에는 어떻게 하면 좋을까? 체력에 부담되지 않는 소소한 활동을 새롭게 시작해 보는 것이 좋다. 평소에 해 보고 싶었는데 바빠서 못했던 활동이나 체력에 부담 가지 않는 활동, 보람과 의미를 찾을 수 있는 활동이 좋다.

    직장에 나갈 체력까지는 안 되지만, 외출하는 데는 문제없는 경우 지역사회에서 가벼운 봉사활동을 해 보는 것도 좋다. 새로운 의미를 찾을 수 있기 때문이다. 종교 활동을 새롭게 시작해 보는 것도 좋다. 산책과 같은 가벼운 운동을 시작해 보는 것도 좋다. 운동을 하면 우울증도 호전되고 시간도 잘 가고 입맛도 좋아진다. 남들이 좋다더라 하는 보약 먹는 것보다 가벼운 운동이 훨씬 효과적이다.

    외출할 체력이 안 될 경우 추천해 주고 싶은 활동은 사진 정리와 일기 쓰기이다. 요즘은 누구나 스마트폰이 있기에 사진이나 동영상 찍기가 너무 쉽다. 틈날 때마다 가족사진을 찍어서 블로그에 올려놓거나, 사진 인화를 해서 사진첩을 만들어 두면 가족들에게는 돈으로 살 수 없는 큰 선물이 된다. 사진 아래에 그때 느꼈던 감정이나 전하고 싶은 메시지를 적어 놓아도 좋다. 사람들은 어떻게 해서든 돈을 남기고 싶어 하지만 돈을 남기는 것 못지않게 기억을 남기는 것이 중요하다. 돈은 있다가도 없어지고 없다가도 있어지지만, 기억과 추억은 기록과 함께 계속 있게 된다.

    일기를 쓰는 것도 큰 도움이 된다. 살아온 삶도 반추해 볼 수 있고, 생각 정리도 되고, 나중에 내가 살아 온 중요한 기록이 된다. 일기는 하루를 얼마나 유익하고 보람되게 보냈는지 시간을 기록해 두는 것이다. 혼자서 글을 쓰는 것은 마음을 치유하는 기능이 있어서, 혼자 글을 쓰다 보면 마음이 정화됨을 느낄 수 있다. 일기는 우울한 기분도 좋게 만든다. 일기는 누구에게 보여 주기 위해 쓰는 것이 아니다. 거창하게 쓸 필요도 없다. 매일 쓰지 않아도 된다. 한두 줄만 써도 된다. 암 치료를 받는 것도 궁극적으로는 본질적으로 오래오래 건강하게 살기 위함이다. 단순히 삶의 시간을 양적으로 늘리는 것만이 중요한 것이 아니라, 삶을 질적으로 보람되게 채워 나가는 것이 중요하다. 일기를 쓰면 나에게 하루하루 주어지는 삶을 내가 잘 살아 내고 있는 것인지를 스스로는 느낄 수 있다. 감정도 순화된다.

그림을 그리는 것도 좋다. 유치원이나 초등학생 아이들은 그림을 곧잘 그리지만, 어른들은 생각보다 그림을 못 그린다. 그림을 못 그린다고 스스로 단정지어 버리기 때문인데, 그림 그리는 것을 어렵게 생각할 필요는 전혀 없다. 누구에게 보여 주기 위한 것도 아니니 연필 한 자루 들고 낙서한다는 기분으로 해 보아도 좋다. 머릿속에 떠오르는 생각들을 가지고 자유롭게 표현해 보는 것이다. 그림을 그리다 보면 마음속이 평온하게 정리되기도 한다.

일상생활을 유지하기 어려운 경우라고 하더라도 찾아보면 할 수 있는 일들이 많다. 음악 듣기, 영화 감상, 독서, 편지 쓰기 모두 좋은 활동이다. 이런 소소한 활동들을 취미 생활로 만들면 여러 장점이 있다. 우선 취미 활동에 몰입하면서 암을 잠시 잊을 수 있다.

일상생활을 유지하기가 어려워졌다고 자존감을 잃고 우울해하기보다, 할 수 있는 범위의 가벼운 일을 찾아보는 것이 좋다. 생각보다 아직은 할 수 있는 일들이 많다. 소소하지만 의미가 있고 행복감을 주는 활동이라면 더욱 좋다.

4) 삶의 질 유지하기

암환자에게 삶의 질이란 무척 중요하다. 삶의 질이란 신체적, 정신적 및 사회 경제적 영역에서 개인이 느끼는 주관적인 안녕 상태이다. '삶의 질'이라는 개념에는 건강, 통증과 같은 신체적인 측면과 치료비 걱정과 같은 경제적인 측면, 스트레스와 같은 정신적인 개념이 모두 포함된다.

삶의 질은 무척 중요하고, 삶의 질이 잘 유지되어야 한다는 사실에는 모두 이견이 없다. 하지만 삶의 질이라는 것이 주관적인 개념이다 보니, 막상 내 삶의 질은 잘 유지되고 있는 것인지 정확히 알기가 어렵다. 그래서 의사들이 암환자의 삶의 질에 대해 연구를 할 때에는 아래와 같은 설문지를 이용해서 환자의 삶의 질이 잘 유지되고 있는지 살펴본다. 아래의 설문지는 EORTC라는 암 연구 단체에서 만든 설문지로, 전 세계적으로 가장 널리 쓰이고 있는 암환자 삶의 질 설문지이다. 아래와 같은 설문지가 삶의 질을 전부 반영하지는 않겠지만, 그래도 점수로 표현되고 객관화되어 있다. 아래의 설문을 해 보면 내 삶의 질이 잘 유지되고 있는지 평가해 볼 수 있다. 삶의 질 점수 자체가 높을수록 안 좋은 것이다. 점수 자체도 중요하지만 점수의 변화 추세가 중요하다.

각 질문에 대해서 '전혀 아니다' 1점, '약간 그렇다' 2점, '꽤 그렇다' 3점, '매우 그렇다 4점'으로 답을 하세요. 지난 한 주의 경험을 토대로 답을 하면 됩니다.

- 무거운 쇼핑백이나 가방을 옮길 때처럼 힘을 쓰는 일을 할 때 곤란을 느끼십니까?
- 오래 걷는 것이 힘이 드십니까?
- 집 밖에서 잠깐 걷는 것이 힘이 드십니까?
- 낮 시간 중에 자리(침대)에 눕거나 의자에 기대고 싶습니까?
- 식사 도중 혹은 옷을 입는 동안, 세면을 할 때나 화장실을 이용할 때 누군가의 도움이 필요합니까?
- 일을 하거나 기타 일상생활을 영위하는 데 한계를 느낀 적이 있습니까?
- 취미생활이나 여가 활동을 하는 데 한계를 느낀 적이 있습니까?
- 숨이 가쁜 적이 있습니까?
- 통증을 느껴 본 적이 있습니까?
- 휴식이 필요하다고 생각한 적이 있습니까?
- 숙면을 취하는 데 곤란을 느낀 적이 있습니까?
- 몸이 허하다고 느낀 적이 있습니까?
- 식욕이 떨어졌습니까?
- 속이 메스꺼운 적이 있습니까?
- 구토를 하신 적이 있습니까?

- 변비 증세를 경험한 적이 있습니까?

- 설사를 한 적이 있습니까?

- 피로를 느끼셨습니까?

- 통증으로 인해 일상생활을 영위하는 데 지장을 받은 경험이 있습니까?

- 신문을 읽거나 텔레비전을 시청할 때 집중하는 데 곤란을 겪은 경험이 있습니까?

- 긴장감을 느끼셨습니까?

- 걱정에 시달리셨습니까?

- 짜증을 느끼셨습니까?

- 우울함을 느끼셨습니까?

- 기억력 감퇴를 느끼셨습니까?

- 귀하의 건강 상태나 의약 치료가 귀하의 가정생활에 어떤 곤란을 야기했습니까?

- 귀하의 건강 상태나 의약 치료가 귀하의 사회생활에 어떤 곤란을 야기했습니까?

- 귀하의 건강 상태나 의약 치료로 인하여 경제적인 어려움을 겪으셨습니까?

우리나라의 3분 진료 현실에서 의료진이 환자에게 이런 삶의 질을 구체적으로 물어볼 수가 없다. 진료실에서는 많이 힘드셨냐고 간단하게 물어볼 수밖에 없는데, 환자 스스로 본인의 삶의 질을 평가해 오면 좋다. 삶의 질을 가장 정확하게 평가할 수 있는 사람은 환자 본인이기에 스스로 주기적으로 평가해 보아야 하고, 삶의 질이 떨어지는 것 같을 때에는 함께 대책을 세워야 한다.

5) 가정생활 잘해 나가기

암환자에게 가정생활은 무척 중요하다. 사실 암환자가 아니더라도 누구에게나 가정생활이 중요하다. 하지만 우리는 늘 소중한 것을 놓치며 살아가기에, 소중한 것이 없어져야 그 소중함을 알게 되어 있다. 건강도 잃어 봐야 소중함을 알게 되지 않았던가.

가정생활도 마찬가지이다. 가정생활이 중요하다고 모두들 이야기하지만 어떻게 해야 잘하는 것인지 구체적인 방법은 스스로 찾아야만 한다. 학교에서도 사회에서도 가족에서도 어떻게 가정생활을 해야 잘하는 것인지 직접적으로 가르쳐 주지 않는다. 주의 깊게 인생을 살펴보면 행복한 가정생활에 대한 방법을 배울 수 있지만, 그만큼 인생을 깊이 있게 고찰하는 사람은 많지 않다. 인생은 늘 우리에게 교훈을 주지만 우리는 늘 알아차리지 못한다. 누구나 가정이라는 울타리 속에서 성장하고 살아가지만, 막상 내가 가정생활을 제대로 하고 있는지에 대한 확신은 별로 없다.

우리나라는 근대 산업화의 과정에서 직장을 위해 가정을 희생하는 것이 미덕이라 여겨 왔다. 직장 상사가 퇴근할 때까지 퇴근 못하는 이상한 직장 문화. 생산성은 없어도 늘 야근하며 초과 근무를 해야 훌륭한 직원이라 여기는 이상한 초과 근로 문화. 저녁에는 회식하고 주말에는 등산하자고 불러내는 이상한 직장 상사. 아이가 아파도 일찍 퇴근할 수 없는 강압적 직장 문화. 경기도 안 좋은데, 이 나이에 잘리면 갈 곳 없는 이상한 고용 구조. 이런 우리나라 특유의 구시대적 직장 문화가 가정생활을 어렵게 만든다.

하지만 아파 보면 안다. 병간호해 주는 것은 직장 상사가 아니라 가족이다. 평소에 누구에게 잘해야 하겠는가. 정말 깊은 인생의 나락으로 떨어져 보면 나에게 진짜 중요한 사람이 누구인지 금방 드러나게 된다. 중요한 사람에게 잘해야 한다. 직장 상사에게 잘하는 것의 절반만큼만 가족에게 잘하면 두 배로 돌아온다.

이미 가족관계가 많이 틀어져 있다면, 가족관계를 회복하는 것이 중요하다. 늦었다고 생각할 때가 가장 적절한 때이다. 암에 걸려서 내가 죽을 수도 있겠다는 생각도 들었는데, 가족 사이에 자존심 세울 것이 무엇이 있고, 창피할 것이 무엇이 있겠는가. 죽기 전까지 가족끼리 싸워서 뭐하겠는가. 내려놓을 것 내려놓고 솔직하게 가족 간에 대화를 많이 나누고 시간을 많이 보내는 것이 중요하다. 호스피스 상담을 하다 보면 가족 상담을 하게 되는데, 죽을 때까지 가족관계를 풀지 못하는 경우가 생각보다 많다. 안타까운 일이다.

6) 어찌할까 직장생활

암에 걸리고 나면 사형선고로 느껴지기에 다니던 직장도 그만두기 쉬워진다. 하지만 암에 걸렸다고 해서 무조건 직장을 그만두어야 하는 것은 아니다. 아래 글은 어느 보호자가 보내 왔던 이메일 내용이다.

"교수님께 정말 한 가지 감사드리고 싶은 게 있어요! 2013년만 하더라도 암 이후의 삶을 걱정하지 않았던 것 같아요. 저희 가족도 아버지께서 당연히 회사를 그만두셔야 할 거라 생각했었고, 교수님께도 여쭤 봤었던 거 같아요. 그때 교수님께서 말씀하시길 웬만하면 계속 다니세요~ 직장 다니면서 치료 받으시는 분들 많아요~ 라고 말씀해 주셨는데 혹시 기억하실까요? ㅎㅎ 교수님의 조언에 저희 아버지가 좀 더 하고자 하는 의지를 갖게 되셨던 것 같아요."

사람의 인생에 있어서 어떤 직업을 갖고 어떤 직장에 다니느냐는 무척 중요한 일이다. 사람은 일을 통해서 생계를 유지하고 자아실현을 하기 때문이다. 암에 걸리고 나서도 사회적으로 사람의 기능을 유지하며 자존감을 유지하는 일은 중요하다. 그런 면에서 직장생활을 유지하는 것은 암환자에게도 여러 가지 의미가 있다.

물론 직장 문제는 그리 간단한 문제가 아니다. 개개인이 처해 있는 상황이 다 다르기 때문이다. 환자마다 걸린 암이 다르고, 치료 목적이 다르고, 경제 상황이 다르고, 환자의 연령이 다르고, 체력 상태가 다르고, 치료했던 항암제 종류가 다르고, 하는 일이 다 다르기 때문에 직장생활에 대해서는 정답이 없다. 당연한 이야기지만 개개인의 상황에 맞추어서 정해야 한다. 하지만 암에 걸렸다고 해서 무조건 직장을 그만두어야 하는 것은 아니다.

주로 앉아서 근무하는 사무직이고 병가를 내는 것이 비교적 자유롭고 암 치료도 그다지 힘들지 않다면, 암 치료를 받으면서 직장생활을 병행할 수 있다. 반면 심한 육체노동을 하는 업무이거나 암 치료가 체력적으로 너무 힘들어 일상생활이 어려울 정도라면 당연히 직장생활을 병행하는 것이 어렵다. 이런 문제는 가족, 직장 동료, 담당 의료진과 충분히 상의해서 정해야 한다.

간혹 암 진단을 구조조정의 수단으로 여기는 직장들도 있다. 완치되는 암도 많은데, 암에 걸렸다는 이유로 사직을 권고하는 회사들이 있다. 직장 제출용 진단서를 쓰면서 진단서에 정상적으로 일을 할 수 있다는 문구를 넣었음에도 불구하고, 회사에서 사직 당했다는 이야기를 하는 환자분들을 보면 안타까울 때가 많다. 암을 사회적으로 낙인 찍어 버리는 문제는 어제 오늘의 문제가 아닌데, 보이지 않는 차별을 어떻게 풀어 나가야 할지는 어려운 문제이다. 자신도 언젠가는 암에 걸릴 수 있다고 생각한다면, 직장에서도 암에 걸린 직원을 더 배려해 주고 도움을 줄 수 있지 않을까 생각해 본다.

7) 인간관계 재정리하기

"선생님, 요즘 주변 사람들 때문에 너무 힘이 드네요."
"주변 사람들이 왜요?"
"하도 이거 해야 한다, 저거 해야 한다 말들이 많아서요."
"만나면 기분 좋아지는 좋은 사람들을 만나고, 만나면 피곤해지는 사람들은 만나지 마세요."

암에 걸리고 나면 본의 아니게 인간관계가 한번 정리된다. 이 과정을 한번 겪으면 여러 가지 느낌이 많이 달라진다. 인생을 보는 관점도 달라진다.

좋을 때 친구가 되는 일은 참 쉽다. 내가 좋은 때에는 주변에 사람들이 알아서 모인다. 하지만 어려울 때 친구가 진짜 친구라는 말은 괜히 나온 말이 아니다. 평소에 친하다고 생각했는데, 암에 걸리고 나서는 소원해지는 사람도 있고, 반대로 친하지 않았다고 생각했는데 멀리서 찾아와서 밥 사 주고 작은 정성이라며 치료비에 보태라고 봉투 하나 건네주고 가는 고마운 사람도 있다. 우리에게 필요한 일은 좋을 때 좋은 사람을 찾는 일이 아니다. 어려울 때 곁에 있어 줄 수 있는 사람을 찾는 일이고, 그러기 위해서는 나부터 평소에 남들이 어려울 때 곁에 있어 주는 사람이 되어야만 한다.

암이 진행되거나 임종이 가까워지는 순간이 되면 사람은 점점할 수 있는 일이 없어진다. 사람의 인생을 봄, 여름, 가을, 겨울로 나누어 본다면, 암에 걸리는 것은 겨울에 해당한다. 겨울을 잘 넘겨서 다시 새로운 봄을 맞이하는 사람도 있지만, 겨울을 마지막으로 삶을 마감하는 사람들도 있다.

사람이 늙고 병들고 아프면 어떤 의미에서는 주변에 민폐만 주는 점점 쓸모없는 존재가 되어 간다. 슬프지만 현실이다. 내가 늙고 병들어 힘이 없어지면 내 주변을 떠나가는 사람들이 자연스럽게 생긴다. 나를 통해서 더 이상 얻을 것이 없기 때문이다. 이런 사람들은 붙잡을 필요도 원망할 필요도 없다. 그냥 나와의 인연이 거기까지인 것뿐이다. 내 사람인 줄 알았지만, 본디부터 내 사람이 아니었던 것이다. 그런 사람들은 그냥 잊는 것이 내 정신건강에 좋다. 반대로 내가 병들고 힘이 없어질 때도, 나를 떠나지 않고 내 주변에서 나를 돌봐주는 사람도 생긴다. 이런 사람들이 진짜 내 사람들이다. 내 사람을 챙겨야 한다.

입원해 있는 환자분들 회진을 돌다 보면 대충은 알 수 있다. 회진을 돌다 보면 입원해 있는 가족이나 병문안 오는 사람 없이 내내 혼자 있는 환자들이 있다. 반대로 늘 가족들이 정성껏 돌보아 주고, 병문안 오는 사람들이 많은 환자들도 있다. 안타깝지만 그게 우리 인생의 성적표이다. 어차피 죽을 때 돈 싸 들고 가는 게 아니기 때문에, 아파트 몇 채 보유했느냐 따위는 우리 인생의 성적표가 아니다. 내주변에 어떤 사람들이 끝까지 남느냐가 그리고 내가 그 사람들에게 무엇을 남겨 줄 것인가가 내 인생의 성적표이다.

평소에 살면서 다른 사람들에게 좋은 영향을 주고 많은 것을 남기며 살았던 사람들은 늙고 병들고 힘없어도 주변에 사람들이 남는다. 죽음 이후 남겨지는 것들은 우리가 살아서 그토록 추구하던 돈, 권력과 같은 것들이 아니다. 돈과 권력을 이용해서 사람을 남긴 사람은 성공한 사람이고, 돈과 권력을 이용해서 계속 돈과 권력을 추구하던 사람은 성공한 사람이 아니다. 돈과 권력은 술과 비슷하다. 적절하면 기분이 좋아지지만, 많이 먹으면 취하고, 취하면 추해진다. 다른 점은 술은 시간이 지나면 깨지만, 돈과 권력은 시간이 지나도 깨지 않는다는 점이다.

돈과 권력에서 알 수 있듯이 인생은 움켜쥐면 잃고 버리면 얻는 모순의 과정이다. 사람의 인생은 늘 모르는 법이고, 관 뚜껑에 못 박혀 봐야 어떤 인생이었는지 알 수 있다. 죽고 나서 내 장례식에는 와서 슬퍼해 줄 사람들을 생각해 보면, 많은 교훈을 미리 얻을 수 있다.

암이라는 충격적인 병에 걸리고 나면 생활 자체가 변하게 되면서, 본의 아니게 인간관계가 한번 정리되고 새롭게 재편된다. 거듭 말하지만 이럴 때에는 나에게 소중한 사람에게 집중해야 한다. 우리에게 시간과 에너지는 늘 한정되어 있다. 소중하지 않은 사람에게까지 집중할 시간과 에너지가 별로 없다. 만나면 즐겁고 반가운 사람, 평소에 내가 잘해 주지 못해 미안한 사람, 앞으로 더 잘해 주고 싶은 사람들 위주로 인간관계를 재정리하는 것이 투병 생활에도 필요하다.

실질적인 도움은 주지 않으면서 남의 일에 참견하기 좋아하고 오지랖이 넓은 사람들은 가까이하지 말아야 한다. 이런 사람들은 걱정해 주는 것처럼 이야기를 시작하지만 대화가 계속되다 보면 생각 없이 툭 내뱉는 말로 암환자와 가족에게 상처를 주곤 한다. 좋은 정보 알려 준답시고, 남들은 몸에 좋은 이러 이러한 것 먹는다며 이상한 정보를 알려 주기도 한다. 남들은 이러 이런 것을 하는데, 너는 뭐하고 있냐며 은근슬쩍 비난하기도 한다. 말을 듣는 사람은 상처를 받는데 말을 하는 사람은 자기가 상처를 주는지 모른다. 남의 일에 참견하기 좋아하는 이런 사람들은 말이 많고, 남의 말 전하기를 좋아하며, 별 생각 없이 말을 쏟아낸다. 당연히 책임은 지지 않는다. 대개 이런 사람들은 만나고 나면 기분이 나빠진다. 친척 중에 이런 사람들이 간혹 있다. 이런 사람들을 자주 대하다 보면, 열심히 치료 받겠다는 긍정적인 마음에 부정적인 에너지가 들어오게 된다. 이런 사람들은 단호하게 멀리해야 한다. 멀리하지 않으면, 잊혀질 만할 때 또

연락해서 사람 속을 긁어 놓는다. 만나면 기분 나빠지는 사람들까지 다 만나면서 시간과 에너지를 낭비할 필요가 없다. 그런 사람들에게까지 신경 쓰며 살기엔 인생이 너무나 짧다.

하지만 인간관계를 재정리하는 이런 일들은 결코 쉬운 일이 아니다. 예전에 어떤 환자분은 이런 이야기를 했었다.

"선생님, 암에 걸리고 나니 완전히 도 닦는 기분으로 살게 되네요."

맞는 말이다. 암환자로 산다는 것은 결코 쉬운 일이 아니다. 원래 암환자든 환자가 아니든 산다는 것은 만만한 일은 아니다. 하지만 못 할 일도 아니다. 살다 보면 그럭저럭은 살아 내게 된다. 늘 그래 왔듯이 말이다. 조금만 더 공부하고 실천하게 되면, 어제보다는 조금 더 잘 살게 되니 너무 두려워하거나 걱정하지는 말자. 삶은 어떻게 해서든 살아진다. 지금까지 살아졌듯이 말이다.

핵심 정리

1. 암 치료를 계속 받아야 하는 분들은 병원 가까운 곳, 도와줄 가족과 가까운 곳에서 생활하는 것이 가장 좋다.

2. 암환자의 생활에 있어서 가장 중요한 것은 '가능한 한 예전에 하던 일상적인 생활을 유지하는 일'이다.

3. 일상생활이 어려워진다고 하더라도 소소하게 할 수 있는 의미 있는 활동을 찾아야 한다.

4. 가족관계가 소원하다면 가족관계를 회복하는 것이 투병 생활에 필요하다.

5. 암에 걸렸다고 해서 무조건 직장을 그만두어야 하는 것은 아니다.

6. 소중한 사람 중심으로 인간관계를 재편하는 것이 필요하다.

무엇을
먹을
것인가

대부분의 암환자들이 '암에 좋은 음식과 나쁜 음식'을 궁금해 하고, 암에 좋다고 하는 어떤 특정한 음식을 먹으면 암을 치료할 수 있을 것으로 기대를 한다. 하지만 결론적으로 암을 치료하는 그런 특별한 음식은 없다. 음식은 암 치료에 무척 중요하지만 많은 사람들이 음식에 대해 잘못 이해하고 있다. 이번 장에서는 암환자의 식사와 음식에 대해서 정확히 알아보도록 하자.

1. 암환자의 음식

1) 암에 걸리면 무슨 음식을 먹어야 하는가

"선생님, 음식은 무얼 먹어야 하나요?"

외래를 보다 보면 하루에도 몇 번씩 가장 많이 듣게 되는 질문이 바로 음식에 대한 질문이다. 음식이야말로 암환자와 가족들이 가장 궁금해하는 부분이다. 하루에 50명의 환자를 진료한다면 그중 20명 정도는 항상 음식과 관련된 질문을 한다. 무엇을 먹어야 하냐는 것이다.

환자 입장에서는 한 번 물어보는 것이지만, 의사 입장에서는 같은 질문을 수만 번 들어야 한다. 외래에서 시간 여유가 있으면 환자분들께 음식에 대해 조언해 드릴 수 있지만, 대개 시간에 쫓기면서 외래를 보다 보니 음식에 대한 이야기는 자세히 하기가 어렵다. 그래서 환자들은 음식에 대해 정말 궁금해서 물어봤는데 의사가 들은 척도 안 하더라는 푸념을 하게 된다. 외래 중인 의사들은 그냥 아무거나 잘 드시고 고기 많이 드시라고 간단히 언급하고 넘어가는 경우가 대부분이다. 환자 입장에서는 뭘 먹어야 하는지 너무 고민인데, 의사가 들은 척도 안 한다며 서운해하게 된다.

우리나라는 오랜 기간 한의학의 영향을 받아 온 까닭에 사람들의 무의식 속에 알게 모르게 잘 먹어야 한다는 강박관념이 남아 있다. 우리나라 사람들은 섭생을 잘해야 병에 걸리지 않고 건강하게 오래 살 수 있으며, 그렇게 해야만 몸을 보존할 수 있다는 생각을 가지고 있다. 우리는 21세기를 살아가고 있지만, 우리의 무의식 속에는 아직 60여 년 전 헐벗고 굶주리던 시절의 인식이 그대로 남아 있다. 1950년대 이전 정말 먹을 것이 없어서 굶주리던 시절에는 많은 질병이 제대로 먹지 못해서 생겼다. 영양실조는 심각한 사회문제였고, 잘 먹지 못하니 결핍에 의해 여러 가지 질병에 걸렸다.

그때의 사회문화적 관념은 현대를 살아가는 우리에게 여전히 뿌리 깊게 남아 있다. 병은 잘 못 먹어서 생기는 것이고, 우리는 현대를 살아가면서도 병에 걸리면 잘 먹어야 한다는 생각을 무의식중에 계속 가지고 있다. 시대가 바뀌어서 이제는 굶주리는 사람은 없어졌고 오히려 너무 많이 먹어서 병에 걸리고 있지만, 잘 먹어야 병이 낫는다는 인식은 여전히 우리 문화 속에 깊이 남아 있다. 암환자나 가족들은 암을 진단 받고 나면 음식 고민부터 하게 된다. 여기에 남들이 좋다더라 하는 각종 건강보조식품까지 가세하게 되면, 환자와 가족분들의 음식 고민은 더욱 깊어질 수밖에 없다.

"선생님, 음식은 무얼 먹어야 하나요?"

"누가 좋다더라 그런 것만 드시지 마시고, 평소 드시던 대로 드세요."

"평소 먹던 대로요?"

"네, 음식으로 암이 낫는 것이 아니니, 평소 드시던 대로 드시고, 다만 항암 치료 중에는 체력이 떨어질 수 있으니, 고단백 고열량 식품 위주로 즐겁게 드시면 됩니다. 간식도 챙겨 드세요."

"아니 그런 거 말고요. 먹어야 하는 거 한두 가지만 콕 찍어서 말씀해 주세요."

사람들의 생각과는 달리, 먹을 것이 풍부한 요즘 같은 세상에서 암은 먹는 음식이 부실해서 생기는 병이 아니다. 결핍이 병을 부르는 것이 아니라 오히려 과잉이 병을 부르고 있다. 대부분의 성인병이나 현대인이 앓고 있는 많은 만성질환은 과잉 때문에 생긴 병이다.

암에 걸렸을 때는 과연 무엇을 먹어야 하는가? 이 질문에 대한 답을 찾아 나가기 전에 먼저 알아두어야 할 점은 우선 특별한 비방이나 비책은 없다는 점이다.

암을 치료하는 특별한 식품이나 영양소는 없다. 일부 암을 예방하는 데 좋은 음식이나 건강보조식품이 암 치료에 좋은 음식으로 둔갑해서 면역력을 증강시켜 주고, 암세포를 죽이는 데 탁월하다고 입소문이 나지만, 실제로 근거 없는 이야기들이다. 암을 극복하는 과정에서 수술, 방사선치료, 항암 치료 등 암 치료가 먹는 음식보다 더 중요하다. 그렇다고 음식이 중요하지 않다는 의미가 아니다. 음식은 중요하다. 다만 음식이 중요한 이유는 잘 먹고 기운이 나야 힘든 암 치료를 체력적으로 잘 이겨 낼 수 있기 때문이다. 특정 음식을 먹는다고 암세포가 소멸되고 암이 치료되는 것은 아니다. 이 점을 혼동하면 안 된다.

식사에 있어서 중요한 것은, 균형 잡힌 식사로 좋은 영양 상태를 유지하여 체력을 잘 유지하는 것이다. 그러기 위해서는 충분한 열량과 단백질, 비타민 및 무기질 등을 공급할 수 있는 음식을 골고루 섭취해야 한다. 균형 있는 영양 섭취는 체내 대사 작용을 도와서 신체 회복 기능을 활성화시킨다. 균형 있는 영영 섭취는 비정상적인 암세포의 빠른 성장을 억제하고, 수술이나 방사선 그리고 항암 화학요법 등 치료 과정에서 수반되는 여러 부작용 등을 최소화할 수 있는 역할을 한다. 따라서 암환자를 위한 식단은 누가 좋다더라 하는 특별한 음식으로 준비하는 것이 아니라, 고른 영양소를 충분히 섭취하기 위한 식단이어야 한다. 암은 특정 음식 때문에 생기는 병이 아니고, 특정 음식을 먹음으로써 낫는 병도 아니다. 그러므로 식생활을 갑자기 크게 변화시킬 필요는 없고, 환자의 평소 식성에 맞게 음식을 섭취하면 된다.

2) 고기 먹어도 되나요?

"선생님, 고기 먹어도 되나요?"

질문이라는 것이 정말 궁금해서 물어보는 것이 있고, 확인 받고 싶어서 하는 질문이 있다. 그런데 무엇을 먹어야 하냐고 물어오는 환자들의 질문은 대부분 후자이다. 주변에서 이러이러한 것이 좋다고 한다, 이러이러한 것을 먹어야 한다더라 하는 이야기에 솔깃하여 먹어 보고는 싶은데, 한편으로는 그런 것을 먹으면 안 된다는 이야기도 들은 적이 있어 과연 먹어도 되는지를 확인하는 차원에서 담당 의사에게 물어보는 것이다. 내심 먹어도 된다는 대답을 기대하면서 말이다. 그런데 그중에는 종종 근본적으로 대답하기 어려운 질문도 있다.

고기를 먹어도 되느냐는 질문도 그런 경우이다. 이 질문은 우선 어떤 의도에서 물어보는 것인지 정확하게 알기가 어렵다. 이 질문은 하는 사람에 따라 다양한 의미를 내포하고 있다.

① 나는 평소 고기를 좋아하지 않아 고기를 전혀 먹지 않는데, 조금씩은 먹어도 되는가?

② 나는 평소 고기를 좋아하지 않아 고기를 전혀 먹지 않는데, 조금씩이나마 꼭 먹어야 하는가?

③ 나는 평소 남들만큼 적당량의 고기를 먹고 있는데, 고기를 전혀 먹어서는 안 되는가?

④ 나는 평소 남들만큼 적당량의 고기를 먹고 있는데, 평소 먹는 만큼 계속 먹어야 하는가?

⑤ 나는 평소 남들만큼 적당량의 고기를 먹고 있는데, 그것보다 더 많이 먹어야 하는가?

⑥ 나는 고기를 매우 좋아해서 고기 없으면 못 사는데, 암에 걸리

니 고기를 먹지 말라고 해서 괴롭다. 그러니 평소 먹던 대로 먹어도 된다고 부인에게 말해 달라.

환자들이 고기에 대해서 물어볼 때에는 이처럼 다양한 의도를 가지고 질문하는 경우가 많다. 그럴 때마다 대답하기가 조심스럽다. 그럴 땐 거꾸로 이렇게 물어본다.

"평소에 고기를 얼마나 드세요?"

"고기가 몸에 좋지 않다고 생각하세요?"

"고기를 어느 정도 먹는 것이 많이 먹는 거라 생각하세요?"

"고기를 좋아하세요?"

이를 통해 환자가 어떤 의미로 질문한 것인지가 파악되면 그에 맞추어 대답해 준다.

"네, 그럼요. 고기 드세요. 항암 치료를 받으려면 힘드니 영양가 많은 고기 많이 드시고, 힘내서 이겨 내세요."

그러면 이런 질문이 되돌아온다.

"선생님, 그럼 무슨 고기 먹어야 하나요?"

이렇게 대답하기 쉬우면서도 어려운 질문이 바로 '무엇을 먹어야 하느냐'는 질문이다.

"암에 걸렸는데 무엇을 먹어야 하나요?"

"그럼 암에 걸리기 전에는 무엇을 드셨나요?"

"에이……, 건강할 때랑 지금이랑 몸 상태가 같나요?"

"남들이 좋다더라 하는 것만 드시지 마세요."

"네?"

"남들이 좋다고 하는 음식만 드시지 말고 대신 밥 잘 드시고 고기 잘 드시고 신선한 과일이랑 채소 많이 드시고, 맛있는 것 좋아하시는 것 충분히 드시며 영양 보충하면서 마음 편히 계시다 다음 외래 때 오세요."

"그걸 누가 모르나요."

"맞아요. 누가 몰라서 실천 못 하나요? 술, 담배가 몸에 해로운지 몰라서 못 끊는 것 아니잖아요. 마찬가지예요. 알아도 실천하기 힘든 것들이에요."

중요한 것은 항암 치료 자체가 힘든 만큼 충분한 영양 공급은 필수라는 것이다. 탄수화물, 지방, 단백질은 물론 비타민과 각종 미네랄이 풍부한 식품, 적절한 에너지원을 골고루 섭취해야 한다. 게다가 항암 치료를 받게 되면 주사를 맞은 뒤 1~2주 정도는 매우 힘이 들고 입맛도 떨어진다. 치료만으로도 힘이 드는데 입맛까지 없으니 음식을 먹지 않게 되고, 그렇다 보니 몸이 더욱 힘들어진다. 그러므로 평소 좋아하는 음식 위주로 입맛을 잃지 않도록 충분한 영양을 섭취하는 것이 중요하다. 남들이 좋다고 하니 본인이 좋아하지도 않는 음식을 억지로 먹을 필요는 전혀 없다.

3) 고기는 암에 나쁜가

앞에 고기 이야기가 나온 김에 좀 더 이야기해 보자. 보호자들 사이에 떠도는 말 가운데 고기를 많이 먹으면 암에 좋지 않다는 말이 있다. 실제로 대장암의 경우 고기를 많이 먹으면 발생률이 높아진다. 식습관이 서구화되고 고기 섭취량이 늘어나면서 우리나라도 대장암 발생 빈도가 증가하고 있다. 하지만 이는 어디까지나 암이 생기기 전 건강할 때의 이야기이다. 고기를 많이 먹으면 건강한 사람이 대장암에 걸릴 위험이 높다는 말일 뿐, 대장암에 걸린 뒤에도 고기를 먹으면 좋지 않다는 의미는 아니다.

간혹 이런 이야기도 있다. 고기를 많이 먹으면 영양이 과도하게 공급되어 그 영양분이 암세포로 가고, 그로 인해 암세포가 빨리 성장한다는 것. 언뜻 보면 맞는 이야기 같다. 암세포가 영양을 충분히 공급 받아 빨리 자라면 큰일 아닌가. 것이다. 암에 걸린 뒤에는 고기를 먹지 말라는 속설에는 나름대로 의학적 근거도 있어 보이기까지 한다.

그렇다면 고기가 여러 면에서 암에 좋지 않다는데, 실제로 고기를 먹지 말아야 하는 것일까? 정답은 '그렇지 않다'이다.

많은 전문가들이 암에 걸린 뒤에는 오히려 고기를 충분히 먹을 것을 권한다. 고기가 단백질과 에너지의 중요한 공급원이기 때문이다. 암에 걸리면 여러 가지 이유로 에너지 소모가 많아지고 체중이 줄어든다. 암세포가 증식하는 속도가 빨라지면서 정상세포의 에너지를 빼앗아 가고, 그로 인해 몸이 더 많은 에너지와 영양분을 필요로

하게 되는 것이다. 영양분을 충분히 섭취해도 암세포들이 다 빼앗아 가니 암세포에게 좋은 일만 시키는 셈이라고 느끼는 것도 당연하다. 하지만 영양분이 충분히 공급되면 암세포뿐만 아니라 정상세포에도 이롭다는 것을 알아야 한다. 특히 암과 싸우는 면역세포에도 충분한 영양이 공급되어야 암세포와 싸워 나갈 수 있다. 암세포에 영양이 공급될까 봐 두려워 정상세포와 면역세포에도 영양소를 공급하지 않아서는 안 된다.

'빈대 잡으려다 초가삼간 태운다'는 말이 있다. 이 말은 암 치료에도 적절하게 쓰인다. 즉 암세포를 잡기 위해 암세포를 굶겨 죽이는 것도 중요한 것 같지만, 그 때문에 정상세포까지 굶겨 죽여서는 안 된다. 암세포가 죽어 암은 고쳤지만, 정상세포도 함께 죽어 환자가 사망한다면 무슨 의미가 있겠는가.

힘든 항암 치료를 견뎌 내는 데 있어 가장 중요한 것은 충분한 영양 공급이다. 여기서 영양 공급이라는 것은 3대 영양소인 단백질·탄수화물·지방으로, 그중에서도 고기는 매우 중요한 단백질 공급원이자 영양 공급원이다. 더구나 우리나라 사람들은 고기가 주식이 아니기 때문에 고기를 많이 먹어도 큰 문제가 되지 않는다.

"무슨 고기를 먹어야 하나요?"

소고기·돼지고기·닭고기·물고기 등을 골고루 먹으면 된다. 입맛이 떨어지기 쉬우므로 환자가 평소에 좋아하는 고기를 먹으면 된다. 무슨 고기를 먹느냐가 중요한 것이 아니라, 고기를 통해서 단백질과 충분한 열량을 섭취하는 것이 중요하다. 그러기에 무슨 고기를 먹느냐보다, 고기를 통해서 단백질과 충분한 영양을 공급하는 것에 주안점을 두어야 한다. 기본적으로는 암에 걸렸을 때는 충분한 영양을 공급하는 것이 중요하므로 고기는 먹는 것이 좋다.

"개고기도 먹어도 되나요?"

복날에 개고기로 몸 보신을 하던 풍습이 있는 우리나라에서 개고기를 식품으로 볼 것인가는 오래된 논란거리이다. 개고기도 기본적으로 붉은 육고기라는 점에서는 먹어서 안 될 것은 없다고 생각할수 있다. 그런데 개고기도 기본적으로 고기이긴 하지만 유통 과정이 비위생적이고 투명하지 못한 것이 문제이다. 비위생적으로 도축되거나, 불결한 개고기가 유통되는 것이 종종 뉴스에 나오곤 한다. 개소주에는 개고기 외에 성분 미상의 다른 물질이 첨가되는 경우가 많은 것도 문제이다. 개고기를 먹으면 절대로 안 된다고 말할 이유도 없지만, 개고기를 대체할 만한 다른 좋은 육고기들도 많은데 굳이 개고기를 고집할 이유가 있는지도 모르겠다.

간혹 고기를 먹으면 안 되는 예외적인 경우도 있다. 간암 말기나 간경화 말기로 간성혼수가 오는 경우에는, 간이 고기의 단백질을 해독하지 못하기 때문에 고기로 인해 오히려 간성혼수가 더 악화될 수 있다. 이런 경우는 특별한 경우이고, 이런 경우에는 담당의사가 고기를 먹지 말도록 주의를 준다. 상식적인 이야기지만 까맣게 탄 고기도 몸에 나쁘다. 고깃집에서 고기를 구울 때 고기가 까맣게 탄 부분에는 벤조피렌이라는 발암물질이 있다. 이런 물질을 많이 먹으면 대장암 등 암의 발생 확률이 높아진다고 알려져 있다. 결국 상식적인 수준에서 고기를 요리해서 먹으면 된다.

4) 암에 좋은 음식의 진실

"음식에 대해서 너무 지나친 환상을 갖진 마세요."

"그래도 좋은 것을 잘 먹어야 하는 것 아닌가요?"

"물론입니다. 좋은 음식을 잘 먹어야 하는 것은 당연한 이야기이고, 중요합니다. 음식은 중요하지만 음식이 암 치료 과정의 모든 것을 다 해결해 주진 않는다는 잘 이해해야 합니다. 음식 이외에도 중요한 것들이 많습니다. 긍정적인 의지, 건강한 마음가짐, 가족들의 정성 어린 간병, 적절한 운동, 의료진에 대한 신뢰, 수술이나 항암 치료 같은 암 치료. 이 모든 것이 다 중요하고, 모든 것이 균형을 이루어야만 합니다. 먹는 것이 암 치료의 전부는 아닙니다. 일부일 뿐입니다."

다시 말하지만 암을 치료하는 특별한 식품이나 영양소는 없다. 특별한 식품이나 영양소로 인하여 암 덩어리가 줄어들진 않는다. 암이 생기기 전에 암을 예방하는 데 도움이 되는 음식이나 특정 건강보조식품이 암 치료에 좋은 음식으로 둔갑해서 암에 좋다고 입소문이 나는 것일 뿐이다. 만일 암을 치료하는 특별한 식품이 있다면, 그것은 식품이 아니라 약이다. 암을 치료하는 특별한 식품에서 치료 성분을 추출해서 당장 항암제로 개발해야 한다. 정말 암을 치료하는 특별한 식품이나 영양소가 있다면 당장 노벨상도 받고 세상에 암이 없어져야지, 왜 노벨상도 못 받고 왜 세상에는 암이 여전히 만연하겠는가.

결국 사람들이 암에 좋다고 하는 음식은 두 가지이다.
① 건강한 사람이 먹으면 향후에 암에 걸릴 확률을 조금 낮추어 준다고 알려진 음식
② 체력 유지에 도움에 되는 고영양 음식

먹는 것에 대해서는 대단한 비책들이 많아 보이지만, 사실 비책은 없다. 밥 잘 먹고, 고기 잘 먹고, 신선한 과일과 채소 많이 먹고, 평소 좋아하던 맛있는 음식 위주로 먹으며 영양 섭취를 충분히 하는 것. 그 이상도 그 이하도 없다. 무엇이든지 너무 지나친 것도 너무 부족한 것도 좋지 않다. 누구나 다 아는 상식적인 이야기라 실망스럽게 들릴 수 있지만, 사실이 그러하다. 그럼에도 불구하고 비책이 난무하는 이유는 사람들이 암에 대해 뭔가 특별한 비책을 원하기 때문이고, 암이 극복하기 어려운 질병이기 때문이다. 특별한 비책을 원하는 사람에게 이것이 특별한 비책이다라고 이야기하면 사람들은 현혹되게 되어 있고, 지갑을 쉽게 열게 되어 있다.

2. 특별한 상황에서의 식사법

1) 어떻게 먹느냐

"선생님, 밥을 잘 먹는 다른 방법은 뭐 없을까요? 음식이 잘 안 당기네요."

"그러시군요. 식사 분위기를 한번 바꾸어 보면 어떨까요?"

사람들은 무엇을 먹을 지에만 관심이 있지만, '무엇을 먹느냐' 못지않게 중요한 문제는 '어떻게 먹느냐'이다. 식사는 조금씩 천천히 규칙적으로 하고, 무엇보다도 환자의 입맛에 맞게 먹는 것이 좋다. 식욕을 돋우기 위해 음식을 예쁜 그릇에 내오거나 식탁의 조명을 바꾸어 보는 것도 방법이다. 또한 식욕을 증진하기 위해 산책이나 걷기 등의 가벼운 활동을 하는 것이 좋다. 식사 후에 바로 눕기보다, 소화가 잘되도록 가벼운 걷기 운동 같은 활동을 하는 것도 중요하다. 편안한 사람들과 함께 식사를 하는 것이 좋다. 혼자 먹지 말고 함께 식사를 하며, 환자가 식사를 할 때 환자가 먹는 속도에 맞추어서 함께 천천히 먹는 것이 좋다. 식사 중에 무거운 대화는 하지 않고, 부담가지 않는 가벼운 대화를 하는 것이 좋다. 편안한 음악을 틀어 놓고 식사하는 것도 좋다.

대부분의 암환자들은 암으로 인한 스트레스와 메스꺼움, 구토, 식욕부진, 입안 염증, 입맛 변화 등 치료로 인한 부작용으로 음식을 충분히 섭취하지 못하기 때문에 최대한 아프기 전처럼 정상적인 식사를 할 수 있도록 도와주어야 한다. 다 아는 상식적인 이야기이지만 실천하기는 쉽지 않다.

2) 입맛이 없을 때

"선생님, 입맛이 없어서 통 먹지 못하겠어요."
"입맛이 없으면 밥맛으로라도 드세요."
"밥맛도 없어요."
"밥맛도 없으면 억지로라도 드세요. 먹고서 배가 아프거나 토하는 것이 아니라면, 조금씩이라도 억지로 드셔 보세요. 맛이 있어서 먹는다고 생각하지 말고, 안 먹으면 체력이 떨어져서 안 되니까, 약이라고 생각하고 먹으세요. 암환자는 입맛으로 먹는 것 아니에요."

많은 환자들이 충분한 영양 공급이 중요하다는 것을 알면서도 입맛이 없어 잘 먹지 않는 경우가 많다. 실제로 암환자들에게는 여러 가지 나쁜 사이토카인cytokine으로 인해 식욕부진이 생긴다. 보호자는 어떻게 해서든 몸에 좋다는 각종 음식을 해 와서 환자에게 먹이려 하는데, 환자는 입맛이 없다며 안 먹겠다고 하곤 한다.

중요한 것은 입맛에만 의존하지 말고 음식 섭취에 대한 적극적인 의지를 가져야 한다는 것이다. 입맛이 없다는 이유로 먹지 않게 되면 더욱 기운이 없어지고 입맛도 더욱 떨어진다. 악순환에 빠진다. 조금씩 자주 먹거나, 열량이 높은 간식을 중간중간 먹거나, 평소 좋아하는 음식 위주로 식단을 차리는 등의 방법으로 적극적으로 음식을 섭취해야 한다.

식사에서 가장 중요한 원칙은 충분한 영양분을 잘 섭취하도록 하는 것이다. 칼로리를 충분히 보충하고, 탄수화물·지방·단백질·무기질·비타민도 충분히 균형 있게 공급해야 한다. 매끼 단백질 식품을 섭취하되, 고기를 싫어하는 경우에는 생선이나 달걀, 두부, 콩, 치즈 등으로 단백질을 보충해야 한다.

정말 입맛이 없을 때는 식사 시간이나 장소, 분위기를 바꾸어 보는 것도 좋다. 평소 좋아하던 음식 위주로 식단을 짜고, 고형물을 먹기 힘든 경우에는 주스나 수프, 우유 등으로 대신한다. 식사 전후에 가벼운 산책이나 운동을 하여 입맛을 촉진하는 것도 필요하다. 상황에 따라서는 그린비야, 뉴케어, 엔커버, 하모닐란, 엔슈어와 같은 특수 영양 보충 음료를 마시는 것도 좋다. 이러한 영양 보충 음료는 마실 수 있도록 되어 있으면서 영양 성분도 골고루 갖추어져 있어서 식사 대용식이나 간식으로 아주 효과적이다.

식사 전후에는 입 속을 깨끗이 하여 구내염이 생기지 않도록 해야 하고, 수분을 충분히 공급해 주는 것도 중요하다.

입맛이 없어서 많이 힘들다면 담당 의사에게 입맛이 도는 약을 처방해 달라고 하는 것도 방법이다. 메게이스$^{megace, megesterol}$라는 약이 시판되어 사용중인데 실제로 효과가 좋은 편이다. 메게이스는 흰색의 마시는 물약으로 일종의 스테로이드 제제인데, 하루 1회 먹으면 입맛이 돈다. 얼마 전부터는 보험도 적용되기 시작했다.

중요한 것은 입맛이 없더라도 적극적으로 영양분을 섭취하겠다는 의지이다. 단, 장폐색이나 장마비증이 있을 경우에는 무리하지 말아야 한다. 이때는 과식을 하면 배가 꼬이듯이 아플 수 있어서, 오히려 반나절 정도 금식하는 것이 낫다. 복부 수술을 받은 환자나 복막전이가 있는 환자가 식사 후에 배가 심하게 아프거나 식사 후에 구토가 나는 것은 장폐색이나 장 마비의 초기 증상이므로 이런 경우에는 담당 의사와 상의해야 한다.

3) 특별한 증상이 있는 경우의 식사 요령

암으로 인해 특별한 증상이 있는 경우에는 그에 맞추어서 식사를 해야 한다. 특별한 경우의 식사 요령은 아래와 같다.

- 출처 : 「서울대병원 진행 및 말기암 환자와 가족을 위한 교육과 상담」

■ **메스꺼움**
- 음식은 소량씩 천천히 섭취합니다.
- 식사하는 공간은 음식 냄새가 나지 않도록 환기시킵니다.
- 식사 시 국물이나 음료를 많이 마시지 않습니다.

- 음료나 음식은 가능하면 시원한 것을 섭취합니다.
- 억지로 음식을 섭취하도록 강요하지 않습니다.
- 식후 바로 활동하면 오히려 소화에 방해가 되므로 식후에는 잠시 휴식을 취합니다.
- 먹기 좋은 음식 : 맑은 음식, 기름지지 않은 음식, 토스트, 크래커, 요구르트, 부드러운 과일과 채소, 아이스바
- 피해야 할 음식 : 기름진 음식, 튀김, 사탕, 쿠키, 케이크처럼 지나치게 단 음식, 조미료, 뜨거운 음식

■ 구토
- 구토가 멈출 때까지는 음료나 음식을 먹지 않습니다.
- 구토가 멈추면 맑은 미음부터 조금씩 먹습니다.
- 이후에는 우유나 요구르트, 주스, 영양 음료 등을 조금씩 추가하고 죽과 밥으로 서서히 진행합니다.
- 음식은 조금씩만 섭취하고, 식사 시 지나치게 많은 음료를 마시지 않도록 조심합니다.
- 차가운 음료가 구토 증세를 완화하는 데 도움이 될 수 있습니다.

■ 입맛의 변화
- 육류에 대한 입맛이 변하여 먹기 힘들 때는 생선이나 달걀, 두부, 치즈 등으로 바꾸어 단백질을 공급합니다.
- 입맛이 없다면 양념이나 향신료를 충분히 사용하여 조리합니다.
- 금속성 맛이 난다면 식기와 수저를 사기나 플라스틱으로 바꿉니다.
- 입맛을 돋우기 위해 약간의 과일을 먼저 먹습니다.

■ 식욕부진

- 가능하면 평소 활동량을 늘리고 식사는 서두르지 않아야 합니다.
- 환자를 주방에서 멀리 떨어진 방에 기거하도록 배려합니다.
- 식사 전에는 물을 많이 마시지 않아야 합니다.
- 식기는 작은 것을 사용하여 규칙적으로 조금씩 자주 먹습니다.
- 손이 쉽게 가는 곳에 음식을 두고 식욕을 느낄 때마다 먹습니다.

■ 변비

- 충분한 수분을 섭취해야 합니다.
- 섬유소를 섭취하기 위해 잡곡과 채소, 과일을 충분히 먹습니다.
- 장운동을 자극하기 위해 거동이 가능하다면 조금씩 걷습니다.
- 거동할 수 없다면 배를 따뜻하게 문질러 줍니다.
- 가능하면 식사량을 늘립니다.
- 마약성 진통제를 사용하고 있다면 변비약을 함께 복용합니다.

■ 입안이 헐거나 통증이 있어 삼키지 못할 때

- 자극적인 양념은 피하고, 부드럽게 조리합니다.
- 씹지 않고 쉽게 삼킬 수 있도록 믹서에 갈아서 먹습니다.
- 음료는 빨대를 사용하여 상처에 자극을 주지 않도록 합니다.
- 뜨거운 음식보다는 차가운 음식이 자극이 덜하므로 차게 먹습니다.
- 먹기 좋은 음식 : 밀크셰이크, 바나나, 복숭아, 수박, 으깬 감자, 수프, 치즈 푸딩
- 피해야 할 음식 : 오렌지, 자몽, 귤, 딱딱한 마른 빵, 토스트

■ 복수가 찰 때

- 젓갈이나 장아찌처럼 짠 음식의 섭취는 피하고, 조리 시 가능하면 소금 사용량을 줄입니다.
- 국이나 찌개처럼 국물 섭취가 많은 음식의 섭취 빈도를 줄이면 염분 섭취를 줄일 수 있어 도움이 됩니다.

4) 음식 때문에 싸우지 말자

"이게 그렇게 좋은 음식이래. 한번 먹어 봐요."
"안 먹어. 누가 이런 것 해 오래?"
"어렵게 해 온 건데, 해 온 사람 생각해서라도 한번 먹어 봐요."
"그냥 먹던 대로 먹게 좀 내버려 둬."

'과유불급過猶不及'이라는 말이 있다. 지나친 것은 모자란 것만 못하다는 말이다. 무엇이든 지나치지 않는 것이 중요하듯이 음식에 대한 집착도 지나치지 않는 것이 좋다. 암에 좋은 음식이라고 맛도 없고 좋아하지도 않는 음식을 강요하는 것도 지나치면 아니 하느니만 못한다. 생각보다 많은 보호자와 환자가 먹는 음식 가지고 싸운다.

보호자는 보호자대로 정성 들여 해 온 것을 안 먹는다고 속상해하고, 환자는 환자대로 몸이 안 좋아서 음식이 내키지 않는데, 먹으라고 강요하며 스트레스 준다고 속상해한다. 먹는 것 때문에 보호자와 환자 사이에서 싸움도 많이 난다. 특히 엄마와 딸이 음식 때문에 많이 싸우고, 암에 걸린 남편과 간병하는 부인이 많이 싸운다.

좋은 음식을 준비하는 것은 보호자의 중요한 역할이며 결코 쉬운 일은 아니다. 하지만 보호자가 먹이고 싶은 음식을 먹이는 것이 아니라, 환자가 먹고 싶은 음식을 먹여야 한다. 먹는 음식에 집착한 나머지 환자에게 정신적인 스트레스를 주어서는 안 된다.

"선생님, 라면 먹어도 되나요?"

"라면 드세요. 맛있잖아요. 뭐 어때요? 라면 한 끼 먹는다고 세상이 무너지지 않아요."

"선생님, 아무리 그래도 암환자한테 라면은 좀 그렇지 않나요? 환자가 자꾸 라면 먹고 싶다고 하는데, 저는 몸에 안 좋을까 봐……."

"환자분이 라면 드시고 싶어 하셔서 물어보는 것이지요? 라면 먹으면 되지, 왜 라면 못 먹게 스트레스 주세요? 어쩌다 한 번일 텐데."

세상에 라면을 건강식품이라고 생각하는 사람은 아무도 없다. 그런데 살다 보면, 정말 너무너무 라면이 먹고 싶은 날도 있다. 그런 때, 라면 먹지 말라고 스트레스 줄 이유가 뭐 있겠는가. 어차피 살아오면서 대한민국 사람들 모두가 수없이 많은 라면을 먹어 왔는데…… 어쩌다 한 번인데, 맛있게 라면 한 번 먹고 기분도 풀리고 입맛도 차릴 수 있다면 라면이 왜 나쁘겠는가. 물론 암환자가 365일 라면만 먹는다면 문제가 있겠지만, 어쩌다 한 번은 대세에 지장이 없다. 결국 본질이 무엇인지를 생각하며 상식적으로 판단해야 할 문제이다.

암에 좋은 음식이 무엇이 있나 알아보기 전에 암을 앓고 있는 환자분의 현재 마음 상태는 어떠한지 알아봐야 한다. 무슨 음식을 할까 고민하기 전에 환자가 가장 좋아하는 것은 무엇이고 어떻게 하면 마음을 편안하게 해 주어서 잘 먹을 수 있게 할지를 고민해야 한다.

암은 누가 좋다더라 하는 음식 한두 가지 먹는다고 뿌리 뽑히는 단순한 병이 아니다. 살다 보면 음식 고민보다 더 중요한 고민거리가 많이 있다. 정작 중요한 것은 외면하면서 남들이 좋다더라 하는 음식 몇 가지 해 주고서 보호자 노릇이 끝나는 것은 아니다. 암 투병을 하면서 환자와 가족이 합심하여 하나 되어 함께 똘똘 뭉쳐 어려움을 헤쳐 나가도 모자랄 판에, 음식 가지고 먹어라 안 먹는다 가족들이 싸우고 있을 때가 아니다. 정 답답하면 환자가 오죽하면 저러겠나 하고 그냥 넘어가면 된다. 그뿐이다. 환자가 안 먹으면, 아까운 귀한 음식 그냥 보호자가 먹고 보호자가 기운 차리면 된다.

내가 어떻게 해 온 음식인데 하면서 아상我相에 사로잡히면 상대방이 미워 보이고 자신이 너무 힘들어진다. 환자가 미워 보이면 제대로 간병할 수가 없다. 안 그래도 힘든 일투성인데, 이런 일로 더 힘들어지면 안 된다. 환자는 보호자의 뜻대로 움직여 주지 않는다. 살아오면서 느꼈겠지만, 내가 아닌 사람들은 늘 내 뜻대로 움직여 주지 않는다. 다른 사람 역시 생각과 인격을 갖춘 별개의 독립체이기 때문이다. 아무리 가족이어도 상대방을 내가 원하는 모습대로 바꿀 수 없다. 내가 해 온 귀한 음식을 환자가 먹지 않는다고 환자를 원망하거나 비난해서는 안 된다. 하지만 생각보다 많은 환자와 보호자가 먹는 음식 때문에 싸운다. 음식 때문에 서로의 감정을 소모한다. 서로 아껴 주고 사랑해도 모자랄 마당에 왜 싸우면서 소중한 시간을 낭비하는가. 결국 음식을 준비할 때에는 보호자 위주로 생각하지 말고 환자 위주로 생각해야 한다.

환자분들도 음식은 감사한 마음을 가지고 먹어야 한다. 이는 비단 환자에게만 국한되는 것이 아니다. 우리 모두는 우리에게 주어지는 음식에 감사한 마음을 가져야 한다. 쌀 한 톨을 거두기 위해 농부는 88번의 손길을 주어야 한다고 하지 않았던가. 유치원 아이들에게는 항상 밥 먹기 전에 "감사히 잘 먹겠습니다"라고 인사하고 식사하도록 가르치지 않던가. 그런 감사한 마음가짐을 갖고 나에게 주어지는 음식을 소중하게 먹고, 이 음식들이 내 육신을 지탱하는 약이 된다 생각하고 먹어야 한다. 살다 보면 우리는 우리에게 주어지는 것을 당연하게 주어지는 것으로 여기며 감사한 마음을 잊고 지내기 쉽다. 암으로 인하여 힘들더라도, 그럴수록 작은 것에 감사한 마음을 찾아 나가는 것이 정말 중요하다. 사소한 것에도 감사하는 훈련을 해야 한다. 그런 마음가짐이 음식보다 훨씬 중요하다.

5) 암 치료 종료 후의 식사

앞에서 암 치료 도중의 식사에 특별한 비책은 없으며, 충분한 영양 공급이 중요하니, 고기를 충분히 먹고, 탄수화물·지방·단백질·무기질·비타민도 충분히 균형 있게 공급해야 한다고 하였다. 하지만 모든 암 치료가 끝나고 나서는 어떠할까? 특히 암경험자, 즉 암치료가 다 끝나고 5년 이상 재발이 없어 완치 판정을 받은 사람들은 어떻게 식사를 해야 할까? 이에 대해서는 「5장 - 암 치료 종료 후 건강관리」에서 다루겠지만, 간단히 말하면, 암경험자는 아무래도 이차암 발생이 신경 쓰이기 때문에, 암 예방에 좋다고 알려진 음식들을 골고루 먹는 것이 중요하다.

대한암협회가 권고하는 암 예방 권고 사항 중에서 음식과 관련된 사항은 살펴보면 아래와 같다.

① 편식하지 않고 영양소를 골고루 섭취한다.
② 황록색 채소를 주로 한 과일 및 섬유질을 섭취한다.
③ 우유와 청국장을 섭취한다.
④ 비타민을 적당량 섭취한다.
⑤ 이상 체중을 유지하기 위해 과식하지 말고 지방분을 적게 먹는다.
⑥ 너무 짜고 매운 음식과 뜨거운 음식은 피한다.
⑦ 불에 직접 태우거나 훈제한 생선과 고기는 피한다.
⑧ 곰팡이가 생기거나 부패한 음식은 피한다.
⑨ 술은 과음하거나 자주 마시지 않는다.

막상 수칙들을 읽어 보면, 암환자가 아닌 일반인에게도 보편적으로 적용되는 중요한 수칙들이고, 치료 도중의 식사 원칙과 크게 다르지 않다고 느낄 것이다. 중요한 수칙들이고 다들 잘 아는 상식적인 내용이지만 매일 실천하기는 정말 쉽지 않다. 이번 계기에 암환자의 가족들도 이러한 수칙들을 함께 실천하면 좋다. 미래의 건강을 위해서 말이다. 가족들도 이러한 수칙을 함께 지킨다면 가족들이 미래에 암에 걸릴 확률을 줄일 수 있고, 환자와 함께 한다는 인식을 굳건히 할 수 있다. 환자는 안타깝게 암에 걸렸지만, 가족들은 이를 계기로 삼아 건강을 유지하는 습관을 가지는 것이다.

핵심 정리

1. 항암 치료 자체가 힘든 것인 만큼 충분한 영양 공급이 필수이다.

2. 암에 걸린 뒤에는 오히려 고기를 충분히 먹는 것이 낫다.

3. 칼로리를 충분히 보충하고, 탄수화물 · 지방 · 단백질 · 무기질 · 비타민도 충분히 균형 있게 공급해야 한다.

4. 입맛에만 의존하지 말고 음식 섭취에 대한 적극적인 의지가 필요하다.

5. 입맛이 너무 없을 때는 담당 의사에게 입맛이 나는 약을 처방해 달라고 하는 것도 방법이다.

6. 보호자가 먹이고 싶은 음식을 해 주는 것보다, 환자가 먹고 싶은 음식을 해 주는 것이 좋다.

보호자와
가족을 위한
이야기

이번 장에서는 암을 치료하는 데 있어 보호자와 가족이 어떻게 환자를 도와주어야 하고 투병 생활을 지지해 주어야 하는지를 이야기할 것이다. 가족이 있기에 험난한 투병 생활도 함께 해 나갈 수 있다. 특히 우리나라에서는 투병 생활의 상당 부분을 보호자 몫으로 여기기 때문에, 외국에 비해서 보호자가 해야 하는 일이 너무나 많다. 막상 보호자 노릇을 하다 보면 보호자 역할이라는 것이 생각보다 쉽지 않아 많이 당황하게 된다. 환자와 함께 병원을 왔다 갔다 하는 일이 보호자가 해야 할 역할의 전부는 아니다. 이번 장에서는 어떻게 하면 보호자 노릇을 잘할 수 있는지 살펴보도록 하자.

1. 알릴 것인가 말 것인가?

1) 저에게는 솔직히 말해 주세요

"내일부터 항암 치료를 시작하겠습니다. 다른 환자들도 다 잘 받는 치료니 너무 걱정하지 말고 푹 쉬세요. 그럼 내일 뵐게요. 안녕히 계세요."

병실을 회진하며 가능하면 편안한 얼굴로 환자를 안심시키고 병실 밖으로 나오면 어김없이 뒤에서 이런 소리가 들려온다.

"저기요, 선생님! 잠깐만요."

"네, 무슨 일이시죠?"

"조금 전에는 아버지가 계셔서 정확히 물어보지 못했는데요."(외래일 경우 환자에게 "잠시 먼저 나가 계세요.") 그리고는 어김없이 이런 질문을 던진다.

"선생님, 저희 아버지 상황이 많이 안 좋으시죠? 저에게는 솔직히 말씀해 주셔도 됩니다."

진료실에 있다 보면 첫 항암 치료를 앞두고 있는 환자에게 아무래도 더 신경이 쓰일 수밖에 없다. 환자나 보호자가 아무리 태연한 척하고 있어도 얼굴 한구석에는 미처 숨기지 못한 불안함이 보이기 때문이다.

회진을 하다 보면 생각보다도 많은 보호자분들이 병실 밖으로 따로 나와서 물어보곤 한다. 이들의 생각은 이러하다.

첫째, 암이므로 상황이 매우 좋지 않을 것이다.
둘째, 의사는 환자 앞에서는 솔직하게 말해 주지 않을 것이다.
셋째, 환자가 모든 것을 알게 되면 정신적 충격에서 벗어나지 못할 것이다.
넷째, 나는 보호자이므로 모든 상황을 알아야겠다.

과연 그럴까? 하나 하나 생각해 보자.

첫째, 암이면 상황이 좋지 않은 것인가? 물론 예전에는 그랬다. 암에 걸렸다는 것은 곧 사형선고나 마찬가지였고, 암은 걸리면 죽는 불치병이었다. 하지만 지금은 60%가 완치되고 있다. 즉 암이라고 해도 절반 정도의 환자는 완치된다는 것이다. 주변에서도 암을 이겨 낸 사람들을 어렵지 않게 볼 수 있고, 암생존자(암을 진단 받고 5년 이상 장기 생존한 사람)가 100만 명에 육박하고 있다. 물론 완치 목적의 아닌 생명 연장 목적의 항암 치료를 받는 환자분들은 완치 목적의 항암 치료를 받는 분들에 비해서는 안 좋다고 생각할 수도 있다. 하지만 최근에는 좋은 항암제들도 많이 나오면서, 암을 가지고 살면서 오래오래 잘 지내시는 분들도 많아졌다. 그러므로 암이기 때문에 무조건 상황이 비관적인 것만은 아니다.

둘째, 의사는 환자에게 솔직하게 말해 주지 않을까? 반대로 당신이 의사라고 생각해 보라. 환자가 정신적 충격을 받을까 봐 중요한 사실을 빼놓은 채 거짓말로 일관할 수 있겠는가? 물론 환자가 충격 받을까 봐 조심스러운 것은 사실이다. 하지만 그렇다고 해서 환자에게 마냥 거짓말을 할 수는 없는 노릇이다. 비록 그것이 선의의 거짓말이라 해도 거짓말은 거짓말이다.

셋째, 환자가 모든 것을 다 알게 되면 정신적 충격에서 벗어나지 못할 것이다? 처음 암을 선고받으면 누구나 정신적인 충격에 빠진다. 충격을 받지 않는 것이 오히려 더 이상한 것이다. 중요한 것은 정신적 충격을 받지 못하게 숨기는 일이 아니라 정신적인 충격을 잘 극복할 수 있도록 어떻게 환자분을 잘 도와줄 것인가 하는 점이다. 환자를 도와줄 생각보다 환자에게 무조건 숨기기만 하려는 것이 능사는 아니다.

넷째, 나는 보호자이므로 다 알아야 한다? 특히 환자는 모르더라도 나는 자식이니까, 가족이니까 알아야겠다는 것은 어찌 보면 굉장히 잔인한 생각이다. 인생은 그 누구의 것도 아닌 나의 것이다. 굳이 인생관을 들먹이지 않더라도 세상 누구도 나 대신 아파 줄 수 없다는 사실만 생각해 보아도 답이 나온다. 물론 보호자니까 다 알아야겠다는 생각 자체가 나쁜 것은 아니다. 다만 환자는 몰라도 보호자인 나는 알아야겠다는 생각이 문제이다. 보호자는 알아야 한다고 생각하면서 정작 환자 본인은 자신의 병을 몰라야 한다고 생각해서는 안 된다. 환자의 문제이므로 보호자보다 환자가 더 정확히 알아야 한다. 남의 일이 아닌 '나'의 일이기 때문이다.

물론 이런 문제들에 있어서 정해진 답이라는 것은 없다. 또 여기에 대해 의사들도 다양한 생각을 가지고 있다. 보호자 못지않게 의사의 가치관과 진료 철학도 모두 다르기 때문이다. 남겨지는 보호자를 배려해야 한다며 보호자를 존중해 주는 의사도 있고, 철저하게 환자 위주로 진료하는 의사도 있다. 여러 해 동안 암환자와 보호자를 만나 왔지만 나쁜 소식을 환자에게 어떻게 알리고, 보호자와 어떻게 관계를 맺어 나가야 할지는 여전히 쉽지 않은 문제이다.

참고로 개인의 사생활을 중요하게 여기는 미국은 우리와 매우 대조적이다. 환자와 보호자가 함께 병실에 있을 때 오히려 보호자를 밖으로 내보내고는 환자와 이야기를 나눈다. 이야기가 끝나야만 밖에서 기다리던 보호자가 안으로 들어갈 수 있다. 개인주의가 강한 탓도 있겠지만 환자의 프라이버시를 중요하게 생각하고, 환자의 뜻을 무엇보다 중요하게 여기는 풍조 때문이다. 그래서 보호자가 환자보다 적극적으로 나서서 개입하는 일은 미국에서는 드물다.

물론 몇 가지 예외는 있다. 환자의 나이가 여든이 넘어가면서 치매 기운이 있다거나 정상적인 판단이 어려운 경우, 환자의 판단보다 보호자의 판단을 우선한다. 스스로 판단이 어려운 소아 진료도 마찬가지이다. 환자가 극단적인 우울증에 빠져 있거나 정신질환을 앓고 있어 스스로 정상적인 판단이 어려운 경우도 예외가 될 수 있다. 이런 경우에는 예외적으로 보호자만 사실을 알아도 된다. 환자 스스로 정확한 판단을 내리기가 어렵기 때문이다.

하지만 보호자는 보호자일 뿐 환자 대신 아파 줄 수도 없고, 또 환자 대신 항암 치료를 받아 줄 수도 없다. 극단적으로 이야기하면, 환자 대신 죽는 것도 아니다. 인생은 본래 혼자 가는 외로운 길이다. 그 긴 여정 속에서 여러 사람들을 만나서 함께 가게 되는 것이고, 가족들이 그중에서 가장 오래 같이 가게 되는 사람들이다. 보호자인 가족들은 환자에게 가장 중요한 사람임에 틀림 없지만, 한 사람의 인생을 온전히 대신해 줄 수도 없다. 보호자는 환자가 잘 치료받을 수 있도록 옆에서 물심양면으로 도와주고, 정서적으로 의지가 되는 사람이라는 것을 잊어서는 안 될 것이다.

2) 환자에게는 알리지 말아 주세요

"환자에게는 암이라고 밝히지 말고 그냥 폐가 좀 좋지 않은데, 주사로 치료 받으면 낫는 병이라고만 해 주세요."

"여기가 암 병원인데, 암이라고 말하지 말고, 폐가 안 좋다고만 이야기하라고요?"

"자세한 것은 저희가 적당히 잘 둘러댈 테니, 암이라고 말씀만 하지 말아 주세요."

진료실에서 흔히 펼쳐지는 풍경이다. 물론 보호자의 입장도 이해 못하는 것은 아니다. 보호자의 마음은 아마 이럴 것이다.

- 우리 아버지/어머니는 보호자인 내가 가장 잘 안다.
- 본인이 암이라는 사실을 알면 실망이 매우 클 것이다.
- 우리 아버지/어머니 성격상 실망이 큰 나머지 치료를 포기하실 수도 있다.
- 치료를 포기하면 안 되지 않는가.

맞는 말처럼 보인다. 환자를 몇 번 만난 의사보다는 몇십 년 동안을 보고 함께 살아온 자녀나 가족이 환자의 성격은 더 잘 아는 것이 당연하다. 또 보호자 입장에서는 환자가 실망한 나머지 치료를 포기해 버릴까 봐 걱정되는 것도 당연하다. 특히 평소에 환자가 '큰 병에 걸리면 구차하게 살기보다는 깨끗이 죽고 싶다'라는 말을 해 온 경우라면 더욱 그럴 것이다. 하지만 아무리 평소에 그런 생각을 해 왔더라도 막상 큰 병에 걸리고 나면 사람의 마음은 흔들릴 수밖에 없다. 실제로 진료실에서 환자들을 만나다 보면 암을 진단 받고 충격과 실망이 큰 나머지 치료를 아예 포기해 버리는 경우가 생각만큼 많지 않다. 더구나 죽음이 다가왔다고 하면 심리상 누구나 삶에 애착을 갖게 된다. 평소에 죽음을 가벼이 여기고 깨끗이 죽고 싶다는 이야기를 하던 사람들도, 암에 걸리고 죽음이 나의 일이 될 수 있다는 현실을 직시하고 나면 여러 생각의 변화를 일으키게 되며, 삶에 대한 애착을 갖게 된다. 진정 죽음을 생각해 보면 삶이 다르게 보이기 시작하는 것이다.

처음에는 좋지 않은 소식에 실망한 나머지 아무 치료도 받지 않고 집으로 가려고 할 수도 있다. 식음을 전폐하고 누워만 지낼 수도 있다. 자신이 암에 걸렸다는 사실을 받아들이는 데 시간이 걸리는 것은 당연하다. 그렇다고 해도 환자에게 생각할 시간을 주면 며칠 지나지 않아 대부분 치료를 받겠다고 한다. 우선 몸에 나타나는 증상 때문에 힘들고, 또 당장 죽게 될까 봐 두려운 마음이 생겨서이기도 하다.

이럴 때 가족이 해야 할 일은 환자를 믿고 지켜보는 것이다. 옆에서 호들갑을 떨면서 환자를 귀찮게 하거나 더 불안해해서는 안 된다. 불안이라는 감정은 전염되기 마련이어서, 보호자가 불안해하면 환자는 보호자의 불안을 옆에서 느끼고 눈치 채게 된다. 불안해하지 말고 환자를 믿는 마음으로 시간을 가지고 기다려야 한다. 어려운 일이 생겨도 옆에 있어 줄 것이고, 잘 이겨 낼 것이라고 믿어 주면 환자 입장에서도 힘이 나게 되어 있다.

충분한 시간을 주었음에도 불구하고 처음의 생각대로 진짜 항암 치료를 거부하는 경우도 있다. 하지만 이는 진심으로 거부하는 단계라기보다는 환자가 아직까지 자신이 암이라는 사실을 받아들이지 못했을 가능성이 높다고 생각하는 것이 좋다. 아니면 환자가 속으로 항암 치료를 두려워하고 있을 가능성도 있다. 우리가 몰라서 그렇지, 환자가 그렇게 행동하는 데에는 다 이유가 있다. 이럴 때일수록 환자를 더 이해하려 노력해야 하고, 가족이 옆에서 격려해 주어야 한다.

"항암 치료가 힘들다고 하지만 잘 이겨 내는 사람이 더 많대요."
"일단 한번 받아 보세요. 받아 보고 힘들면 그때 포기해도 되잖아요."

"막상 시작하면 잘 견뎌 내실 거예요."

나를 사랑해 주는 가족들이 진심으로 도와주고 믿어 주는데 마음이 움직이지 않을 환자는 많지 않다. 사람 사이의 관계에 있어서 시간이 걸려도 진심은 통하게 되어 있다. 만일 잘 통하지 않는다면, 다른 문제가 있는 것이다. 평소에 가족 사이의 관계가 좋지 못했다든가, 가족 간의 의사소통이 잘 안 된 채 수십 년이 지나왔다든가 하면 진심을 전달하는 것이 쉽지 않다.

말은 쉽지만, 어떻게 사랑하는 진심을 전할 것인지는 어려운 문제이다. 아직까지 많은 의사들이 자신의 가치관과 철학에 따라 진료하고 있고, 환자와 보호자 역시 각자의 생각이 다르기 때문에 이 부분에 대해서는 논란과 이견이 많을 수밖에 없다. 하지만 무엇보다 중요한 것은 환자를 생각하는 진심 어린 마음이다.

환자에게 언제까지 숨길 수도 없는 노릇이다. 무작정 숨기려 하기보다는 당장은 힘들지 몰라도 환자에게 솔직히 터놓고 이야기하고 치료 방법을 함께 고민해 나가는 것이 가장 좋은 방법이다. 정직은 최선의 방책이다.

2010년에 국립암센터에서 했던 연구에 따르면, 가족 83.4%가 환자가 말기라는 사실을 알고 있었던 반면, 42%는 환자가 말기라는 사실을 모르고 있었으며, 말기라는 사실을 알고 있었던 환자의 32.1%만 '상태가 악화되어 추측해서' 혹은 '우연히 알게 되었다'고 한다. 상태가 악화되어 짐작해서 말기라는 사실을 알게 된 환자는 의사나 가족으로부터 직접 들은 경우보다 신체적·정서적·사회적

기능과 전반적인 삶의 질이 더 나쁘고, 피로나 통증, 식욕부진 등이 더 많았다. 환자에게 숨길수록 오히려 좋지 않다는 의미이다.

'말기라는 사실을 환자에게 알려야 하는가?'의 질문에 96%의 환자는 환자에게는 솔직히 말해야 한다고 답을 했고, 보호자는 60% 정도만 환자에게 솔직히 말해야 한다고 답을 했다. 하지만 보호자들에게 '만일 당신이 암환자가 된다면 본인에게 솔직히 이야기하길 원하는가'라고 물어보았을 때, 95%의 보호자는 본인이 솔직한 이야기를 듣고 싶다고 답했다. 보호자들은 환자한테 이야기하지 말아 달라고 하면서도, 만일 자기가 암에 걸리면 자기는 자기 병에 대해 정확히 알려 달라고 한다. 모순이다.

아래에 소개하는 내용은 국립암센터에서 제작한 "진실을 나누면 희망이 보입니다"라는 동영상으로, 암환자에게 말기라는 사실을 알릴 것인가 말 것인가에 대한 사례와 조언을 제공하고 있다.

 진실을 나누면 희망이 보입니다
https://www.youtube.com/watch?v=JrjalqjfCQE&feature= player_detailpage

나쁜 소식을 전하면 빨리 돌아가실까?

Q 환자가 남은 생을 포기해 버리면 어쩌죠?

그렇지 않습니다. 그런 생각은 여러분의 오해입니다. 환자들은 자신에게 남은 시간이 어느 정도인지를 알고 싶어 하고, 생이 얼마 남지 않았다는 사실을 알게 되면 오히려 죽음을 현실적인 삶의 일부로 받아들이게 됩니다. 자신에게 남은 시간이 길지 않다는 사실을 알아야만 현재의 상태에서 필요한 치료를 선택할 수 있게 되고, 결과적으로 삶을 잘 마무리할 수 있습니다. 환자들은 인생을 포기하기 위해서가 아니라 남은 삶을 훌륭하게 마무리하기 위해서 진실을 알고 싶어 합니다.

Q 환자에게 더 이상 치료가 무의미함을 알고 있지만, 그렇다고 해서 굳이 희망과 기대를 꺾을 필요는 없지 않나요?

희망과 기대를 꺾는 것이 아닙니다. 삶이 얼마 남지 않은 환자에게 오래 살 것이라는 거짓된 희망을 주는 것은 전혀 득이 되지 않습니다. 나중에 그것이 거짓이었다는 것을 알게 되거나 짐작하게 되면, 환자는 더 큰 좌절과 심적 고통을 경험할 수 있습니다.

Q 환자가 심적으로 힘들어 하면 어쩌죠?

자신에게 삶이 얼마 남지 않았다는 사실을 처음 알게 되었을 때, 환자가 감정적으로 당황하고 혼란스러워하는 것은 너무나 당연합니다. 하지만 점차 시간이 지나고 가족과 의료진의 관심을 받게 되면, 대부분은 현재의 상황을 긍정적으로 받아들입니다. 환자가 심적으로 힘들어할 때, 가족과 의료진이 충분히 도와줄 수 있습니다. 계속 곁에 있어 주면서 환자의 고통스러운 마음을 있는 그대로 인정해 주고 공감해 주는 것만으로도 환자에게는 큰 힘이 됩니다. 환자 본인이 무엇 때문에 힘들어하

고 있는지, 어떻게 하기를 원하는지에 대해 충분히 대화하고
감정을 나누면 심적 고통은 충분히 줄어들 수 있습니다.

3) 선의의 거짓말에 환자는 상처 받는다

당장은 힘들어도 환자에게 솔직히 이야기하는 편이 낫다고 하는
중요한 이유는 환자에게는 투병 생활을 하며 믿고 의지할 사람이 있
어야 하기 때문이다.

"저희 아버지께는 암이라는 사실을 알리지 말아 주세요."
"어머니께는 상황이 나쁘다는 것을 말하지 말아 주세요."
"낙담할 수 있으니 좋다고만 해 주세요."

이런 사고방식의 가장 큰 문제는 보호자가 의사와 환자 사이를 가
로막는다는 점이다. 즉 의사와 환자 사이에 무엇보다 중요한 것은
신뢰인데, 그 신뢰를 보호자가 깨는 셈이 되기 때문이다. 그리고 그
로 인해 환자 입장에서는 정말 어려울 때 믿을 만한 사람을 잃게 된
다.

몸이 힘들고 마음이 힘들 때는 아무리 연세가 많은 분도 젊은 의
사에게 의지하게 되어 있다. 마치 어린아이가 엄마를 찾듯이 말이다.
환자이기 때문이다.

그런데 의사가 환자에게 사실대로 말해 주지 않는다고 해 보자.

〈그림 1〉 의사, 환자, 보호자의 관계

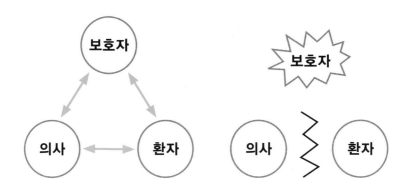

환자 본인은 몸이 너무 힘들어서 상황이 심상치 않다는 것을 직감하고 있는데, 담당 의사는 계속 좋다고만 한다면, 아마 환자는 의사를 신뢰할 수 없게 될 것이다. 보호자와 의사가 함께 자신을 속이고 있다고 생각할 수도 있다. 정작 환자는 아무것도 모른 채 불길한 느낌에 사로잡혀 가고 있는데, 보호자와 의사는 아무 말도 해 주지 않을 경우 환자는 일종의 배신감마저 느끼게 된다.

이렇게 되면 환자는 무척 외로워진다. 가뜩이나 몸과 마음이 힘든데, 믿고 의지할 사람이 하나도 없기 때문이다. 아무리 선의라고 해도 가족이 의사로 하여금 환자에게 거짓말을 해 줄 것을 요구하면, 의사와 환자 사이의 신뢰는 깨질 수 있다.

신뢰는 쌓이기는 어려워도 깨지긴 쉽다. 원래 한번 깨진 신뢰는 회복하기가 쉽지 않아서 그 후 환자는 의사가 어떤 말을 하더라도 믿지 않거나 다시 한번 의심하게 되는 경우가 많다. 상대방에 대해 신뢰가 깨진 경우에는 어떠한 말을 해도 믿음이 안 가고, 쉽게 상처받게 된다. 환자를 외롭게 만들지 않기 위해서라도 환자에게 거짓말을 하는 것은 좋지 않다. 입장을 바꾸어서 생각해 보면 간단한 이치이다.

4) 서로 속이기

"선생님, 나 많이 안 좋죠? 애들은 제가 모르는 줄 알지만 다 알고 있어요. 내가 알면 낙심할까 봐 말도 안 해요. 그런데 괜찮아요. 다 말해 주셔도 돼요. 여기 옆에 환자들이 얘기해 줬고, 인터넷도 찾아봤어요. 한 육 개월 정도 남았다면서요? 제가 알고 있다고 아이들에게는 말하지 말아 주세요. 아이들에겐 그냥 좋은 모습만 보여 주고 싶어요."

놀랍게도 아무리 보호자가 숨기려고 해도 보호자가 없을 때 환자와 단 둘이 이야기해 보면 환자는 이미 많은 부분을 정확히 알고 있다. 게다가 요즘 같은 정보화 시대에는 인터넷을 통해 자신의 병이 진행되는 상태와 예후를 정확히 알고 있는 환자도 많다. 또 옆에 입원한 환자를 통해 이런저런 이야기를 듣기도 한다.

다음 환자의 경우를 통해 환자와 입장을 바꾸어 생각해 보자.

몸이 아파 동네 병원에 갔다. 의사가 X-ray 결과를 보더니 덩어리가 보인다고 빨리 큰 병원으로 가 보라고 한다. 우리나라에서 큰 병원으로 가 보라면 대부분은 암이다. 아들이 우리나라에서 암으로 가장 유명하다는 병원의 종양내과에 예약을 해 두었다고 한다. 입원하려면 오래 기다려야 한다고 했지만 여기저기 아는 사람에게 전화를 해 보더니 며칠 뒤에 입원할 수 있었다. 처음 담당 의사를 만난 날, 의사는 "보호자분, 잠시 밖에서 좀 뵐까요?"하더니 큰아들과 부인을 병실 밖으로 데리고 나갔다. 한참이 지나도 들어오지 않더니 얼마 후 눈시울이 붉어진 아내와, 그런 아내의 손을 큰아들이 꼭 부여잡고 들어왔다. "의사가 뭐래?"라고 물었더니 "아니, 치료 잘 받으면 잘될 거래"라고 한다. 그 말과 동시에 아내의 눈에서 참았던 눈물이 쏟아져 나왔다.

아무리 눈치가 없다 해도 이런 상황이라면 누구나 '아! 내가 큰 병에 걸렸구나. 상태가 매우 좋지 않구나'라고 느낄 것이다. 그러니 언제까지 속일 수 있다고 생각하는가. 병실 회진을 하다 때마침 보호자가 없을 경우에는 이런 말도 들을 수 있다. 입장을 바꾸어서 환자 입장에서 생각해 보자. 다른 사람도 아닌 나 자신의 문제이다. 무슨 큰 병에 걸렸는지 다들 심각한 표정이 되었고, 내가 느끼기에도 내 몸이 좀 이상한 것 같은데, 보호자들이 그냥 별일 아니라고 한다고 '아, 별일 아니구나'라고 넘어갈 수 있겠는가.

속인다고 속여지는 문제가 아님은 누구나 알 수 있다. 결국 환자는 보호자를 속이고, 보호자는 환자를 속이는 것이다. 보호자는 환자에게 사실대로 말하지 말고 희망적으로 이야기해 달라고 부탁하고, 환자는 보호자는 모르는 줄 알고 있을 테지만, 자신은 다 알고 있다면서 각자 나름대로 준비를 하는 것이다.

가끔은 상태가 그렇게 나쁘지 않은데도 환자 스스로 지레짐작하여 자신의 인생이 끝났다고 절망하는 경우도 있다. 이런 문제는 좀 심각하다. 그렇지 않다고, 항암 치료만 잘 받으면 완치될 수도 있다고 말해도 대부분 믿지 않는다. 의사가 솔직하게 이야기해 주지 않을 것이라 생각하기 때문이다. 신뢰 관계가 깨지면 아무리 사실대로 이야기해도 믿지 않게 된다. '나를 안심시키느라 거짓말하는 거야. 내가 없을 때 보호자랑 수군거렸어' 이렇게 마음의 문을 닫아 버리면 서로가 힘들어진다. 아무리 진실을 이야기해도 믿지 않게 되고, 결국 환자가 가장 힘들어진다. 환자는 의사와 보호자를 적군으로 두고 혼자서 외롭게 암과 싸우게 된다.

게다가 두려움이란 그 실체를 정확히 모를 때 무서운 것이지, 막상 알고 나면 오히려 무섭지 않다. 병도 마찬가지다. 모든 것을 솔직히 말하고, 나쁜 소식일지라도 그대로 전하는 것이 좋다. 좋지 않은 것을 의사나 보호자만 알고 환자에게는 알리지 않고 숨기기만 한다면 두려움이 더욱 커질 것이다. 물론 처음에는 절망적인 사실에 힘들겠지만, 차츰 안정을 되찾고 삶에 대한 의지를 살리면 된다. 결국, 정직이 최선의 대책이다.

5) 보호자 편의주의

"보호자분~ 잠깐만 바깥에서 이야기 좀 할까요?"

아직까지도 진료 현장에서는 의료진이 보호자 눈치를 먼저 살피게 된다. 보호자를 배제한 채 환자와 긴밀한 관계를 맺고 환자와 직접 치료에 대해 상의하다가 행여 결과가 좋지 않거나 환자가 사망이라도 하게 되면 보호자가 문제를 삼는 경우가 있기 때문이다. 아무리 환자가 자필 서명한 차트를 보여 주며 환자 본인의 뜻을 충분히 반영해서 치료했다고 설명해도 소용이 없다. '왜 그때 항암 치료를 하지 않았느냐', '항암 치료를 해서 이렇게 된 것이 아니냐', '중환자실로 갔어야 하는 것이 아니냐'며 보호자들이 막무가내로 항의를 하면 의료진은 난감해진다. 죽은 사람은 말이 없고, 산 사람들은 과거가 어떠했든 현재의 결과를 기준으로 판단을 내린다. 당시에 치료 결정을 내리는 것은 어려워도, 나중에 그때의 결정이 옳았는지 아니었는지 판단하는 것은 쉽다. 결정을 내리는 것은 늘 어려운데도 옳은 결정만을 당연한 결정처럼 여기는 풍토에서, 옳은 결정을 내렸다고 고마워하는 사람은 별로 없고, 나쁜 결정을 내렸다고 원망하는 사람은 많다. 투병 생활을 함께한 진정한 보호자들은 그 과정을 잘 알기에 별로 의료진을 원망하지 않는데, 병원에 자주 오지 않고 겉돌던 보호자들이 주로 원망을 쏟아낸다.

보호자들이 나중에 의료진에게 민원을 내거나 소송을 걸기도 한다. 이런 보호자들에게 몇 번 시달리고 나면, 의료진도 사람인지라 심적으로 위축되고, 환자보다도 보호자를 먼저 상대하는 습관이 생기게 된다. 그래서 아직까지도 우리나라 진료 현장에서는 보호자 편의 위주로 진료를 하게 되곤 한다. 환자의 생사가 오가는 중요한 결정을 내리면서, 정작 환자 본인의 의견보다는 병실 밖 보호자의 의견에 따라 결정을 내리는 경우가 많다. 환자 입장에서 환자를 위한 결정을 해야 하는데, 그러지 못하는 우리나라의 서글픈 현실이 아닐 수 없다.

6) 자녀들에게 알려야 하는가

"제 생각에는 아이들에게도 알리는 게 좋겠습니다. 상황이 점점 안 좋아지고 있습니다."
"아이들이 너무 충격 받지 않을까요? 아직 어린데……."

만일 자녀가 아직 어린데 그 부모가 암에 걸렸을 경우 그 사실을 자녀들에게 알려야 하나 마나 고민이 될 것이다. 알리자니 자녀들이 받을 충격이 걱정이고, 그렇다고 알리지 말자니 언제까지 숨길 수만도 없는 노릇이다. 단도직입적으로 말하면 '자녀에게도 알려야 한다'는 것이다.

자녀가 아직 2세 미만의 영유아라면 죽음이라는 개념 자체가 없지만, 두 살이 넘어가면 아이의 정신세계에도 죽음이라는 것이 막연하게 자리를 잡는다. 학령 전기, 학동기, 청소년기를 지나면서 아이의 정신 속에서 죽음은 점차 구체적인 모습으로 자리잡는다. 자녀가 너무 어려서 잘 모를 것이라든가, 사춘기 한참 예민한 나이의 중고등학생 자녀의 학업 성적이 떨어질까 봐 암에 걸린 사실을 알려 주지 않는 것은 바람직하지 않다. 자녀들도 부모가 암에 걸린 사실을 알아야 하며, 암으로 인해 발생하는 가족 내 문제에 대해 자신의 의견을 내세울 권리를 가진다.

우리나라 유교적인 전통에서는 집안일은 어른들의 몫이며 아이들에게는 좀처럼 발언권을 주지 않는다. 학업 성적만을 중요시하기 때문에, 아이들이 부모의 암 소식을 듣고 공부에 소홀하면 안 된다는 생각을 흔히 한다. 하지만 인생에서 학업 성적만이 전부는 아니다. 아이들도 가족의 한 구성원으로서 가족에 닥친 불행과 어려움을 정확히 인식하고, 이를 스스로 해결할 수 있는 훈련을 해야 한다. 이런 것들이 아이들이 온전한 성인으로 성장해 나가는 하나의 과정이 된다. 잠깐은 힘들겠지만, 아이들의 적응 능력은 어른들이 생각하는 것보다 뛰어나다. 아이들은 시간이 지나면서 언젠가는 현실을 받아들이게 된다. 아이들이 죄책감을 갖지 않으며, 아이들이 사랑하는 사람에게 잘해 드릴 수 있도록 해야 한다.

물론 자식을 앞에 앉혀 놓고 자신이 암에 걸렸으며, 이제 얼마 뒤면 너희 곁을 떠나게 될 수도 있다고 말하는 것이 쉬운 일은 아니다. 정말 어려운 일이다. 특히 모든 부모는 자신의 자녀들이 마냥 어리다고 생각을 한다. 내 아이는 마냥 어린아이 같고 어려운 현실을 감당하기 어려울 것이라고 생각을 한다. 그래서 솔직하게 이야기하는 것을 차일피일 미룬다.

그래도 자녀에게는 솔직하게 말해 주어야 한다. 당장은 힘들 것이다. 자신의 감정을 이기지 못해 자녀들 앞에서 눈물을 흘릴 수도 있다. 온 가족이 울음바다를 이룰 수도 있다. 특히 자녀들이 예민한 사춘기에는 방황할 수도 있다. 그러나 비록 지금까지 살아온 날들 가운데 가장 어려운 순간이 된다 해도 마냥 피해서는 안 될 일이다. 계속 피하다가는 갑자기 맞이한 죽음 앞에서 자녀들이 더 힘들어진다. 특히 어린 자녀에게 말할 때는 서서히 점진적으로 이야기하는 것이 좋다.

"○○아, 아빠가 없으면 어떨 것 같아?"
"왜? 아빠 어디 가?"
"어? 아니. 어디 가긴…. 그냥 아빠가 요즘 몸이 좀 안 좋아서 병원 가느라 집에 없을 때가 많잖아. 아빠가 집에 없어도 우리 ○○가 씩씩한지 보려고."

"○○아, 돌아가신 할머니 생각나니?"
"응. 할머니는 하늘나라로 갔잖아."
"○○ 생각에 하늘나라는 어떤 곳인 거 같아?"
"천국. 날개 달린 천사들 사는 곳."
"그럼 아빠가 하늘나라에 가면 어떨 거 같아?"
"싫어. 나랑 놀아."

마음이 약해져서 도저히 감당할 수 없을 때는 주변 사람의 도움을 받는 것도 방법이다. 이야기할 때는 자녀가 쉽게 이해할 수 있도록 자녀의 수준에 맞추어야 하고, 자녀가 죄책감을 느끼지 않도록 해야 한다.

　"엄마 말을 안 듣고 동생과 싸웠습니다. 그 후 우리 엄마가 아팠습니다. 내가 동생과 싸워서 엄마가 아픈 것 같습니다. 나 때문에 엄마가 아픈 것 같아 엄마한테 미안합니다. 앞으로는 엄마 말 잘 듣고, 동생과 싸우지 말아야겠습니다."

　아이들의 눈으로 보는 세상은 어른들의 세상과는 완전히 다르다. 아이들은 자신의 잘못으로 부모가 아픈 줄로 오해할 수 있다. 그러므로 자녀가 이해할 수 있는 언어로, 자녀가 자책감을 느끼지 않도록 해 주는 것이 중요하다.

　비단 죽음을 앞두고 있지 않다 하더라도 암에 걸리면 부모의 몸이 변한다는 사실에 자녀들은 놀라게 된다. 예뻤던 엄마가 항암 치료를 받으면서 머리카락이 다 빠지고, 아빠가 인공항문을 달고 배변을 하는 모습에 놀라지 않을 수가 없는 것이다. 이때는 힘들어도 자녀의 수준에 맞는 언어로 잘 설명해 주어야 한다.

　보호자 간병의 역할을 자녀들에게 맡겨 보는 것도 좋은 방법이다. 가령 아버지가 투병 생활을 하면 대개 어머니가 간병인 역할을 하게 되는데, 병원에서 며칠 보호자 침상에서 쪽잠을 자다 보면 부인이 지치게 되어 있다. 아이들을 병실로 자주 불러서 오게 한다면, 어머니가 잠시라도 외출하고 휴식 시간을 갖게 되고, 아이들은 아버지와 둘이서 함께하는 시간을 갖게 된다. 틈틈이 자녀들이 간병하는 것은 환자와 아이들 서로에게 좋다.

아이들이 옆에서 아버지의 투병 생활을 지켜보다 보면, 아버지의 상황에 대해서 자연스럽게 받아들이게 된다. 우리 아버지가 암에 걸려서 힘든 상황에서도 얼마나 열심히 살고 계신지를 느낄 수 있게 되고, 그런 것들이 아이들이 앞으로 살아가는 데 큰 경험이 된다. 아이들이 이렇게 어린데, 왜 나만 암에 걸려서 아이들 곁을 일찍 떠나가야 하냐고 원망만 하며 슬퍼하기보다는, 어려움 속에서도 자녀를 위해 무엇을 해 줄 수 있을지를 고민해 보고, 시간을 함께 많이 보내는 것이 현명하다.

이렇게 시간이 지나 힘든 순간을 넘기면 자녀들도 자연스레 이해하게 되고, 가족 내 분위기도 편안해진다. 그런 시간들을 통해 자녀들은 아무리 힘들어도 가족끼리는 좋은 일이건 나쁜 일이든 언제나 함께 한다는 것을 배울 수 있다. 그런 경험들이 나중에 아이들이 커서 각자의 가정을 꾸려 나갈 때 굉장히 소중한 재산이 된다. 중간고사 수학 100점 받는 것보다 이런 것이 훨씬 중요하다. 골이 깊으면 산이 높고, 비 온 뒤에 땅이 굳듯이, 어려움을 일찍 경험한 아이는 그렇지 않은 아이들보다 더 성숙해진다. 아이들은 어른들이 생각하는 것보다 이미 성숙해 있고, 생각보다 적응을 잘하며, 많은 것을 금방 배워 나간다. 많은 경우 아이들이 문제가 아니라 어른들이 문제이다.

2. 보호자 역할 제대로 하기

1) 효도 관광 효도 진료

"선생님, 아무래도 어렵겠죠?"

"아뇨. 그렇게 절망적인 상황은 아니에요. 항암 치료 시작합시다. 어디에 사신다고 하셨죠?"

"저희도 집 근처 병원에서 담당 선생님께 상황이 얼마나 나쁜지 다 들어서 알고 왔습니다. 솔직히 말씀해 주셔도 됩니다. 어렵겠죠?"

"그렇게 어려운 상황 아니에요. 항암 치료 시작했으면 하는데요. 일주일에 한 번씩 서울에 올라오실 수 있으세요?"

"그럼 항암 치료를 할 수 있는 상태란 말인가요?"

"물론이죠. 먼 곳에서 여기까지 찾아오신 데는 치료하려고 하는 의지가 있어서 오신 거 아닌가요?"

"아니 우린 그저 큰 병이라고 하기에 한번 와 봤죠. 항암 치료하면 머리도 빠지고 힘들다면서요?"

"아니요. 요즘 좋은 약들이 많이 나와서 꼭 그렇지만도 않아요."

"저희는 치료가 어렵다고 듣고 왔는데요……."

간혹 이런 이야기를 하는 보호자들이 있다. 나는 농담 삼아 이런 분들을 '효도 진료 오신 분'이라고 한다. 연세 드신 부모님을 마치 효도 관광이라도 보내드리듯 암에 걸렸다고 하니 큰 병원에서 진료받게 해 주려는 것이다. 하지만 막상 큰 병원에 와서는 '치료가 안 되는 큰 병이다', '상태가 매우 좋지 않다' 이 두 가지를 확인하고 싶어 한다.

실제로 치료를 위해 큰 병원에 오는 것이 아니라 '큰 병원까지 모시고 갔지만 큰 병원에서도 마찬가지로 치료가 어렵다고 했다'는 말을 듣고 싶어서 오는 경우도 있다. 대부분 주변에 체면을 차리기 위해서 오는 경우들이다. 주변에서 하도 큰 병원 가 보라고 하니, 큰 병원에 한번 안 모시고 가면 불효자가 되는 것 같아 큰 병원을 찾아오는 것이다. 그냥 효도 핑계로 큰 병원을 찾아오는 이런 보호자분들은 막상 치료하자고 하면 한번 생각해 보겠다 하고는 다시 오지 않는다. 아마도 연세가 너무 많아서 항암 치료는 어려울 것이라며 맛있는 것이나 해 드리겠다고 지레 모든 것을 포기했을 것이다.

이런 사람들에게 있어 서울의 큰 병원 진료는 치료 포기를 합리화하기 위한 방편으로밖에 여겨지지 않을 것이다. 부모님에게 효도하는 차원에서 체면치레로 큰 병원에 왔지만, 치료를 해야 하는 상태에서도 치료는 하지 않는 이들이 얼마나 효자인지는 잘 모르겠다. 맛있는 것은 얼마나 많이 해 드릴지도 잘 모르겠다. 이러한 모습 속에서 진정한 효도란 무엇일까 하는 오랜 명제가 가슴속에 남는다.

2) 보호자 집착적 항암 치료

"선생님, 항암 치료를 더 못한다니 그게 무슨 말씀이십니까?"

"이번 CT 결과가 좋지 못합니다. 항암 치료에도 불구하고 암은 더 커졌고, 이제는 어머니 체력은 항암 치료를 이겨 낼 체력이 되질 못합니다."

"저희는 끝까지 항암 치료를 할 겁니다. 저희는 저희 어머니 포기 못합니다. 오늘 항암주사 맞고 갈 수 있게 해 주세요."

말기에 가까워질수록 기력이 떨어지기 때문에 항암 치료하기도 힘들다. 항암 치료의 효과는 줄어들고, 항암 치료의 독성은 늘어나기 때문에 임종을 향해 가는 어느 시점에서는 담당 의사도 이제는 항암 치료를 중단할 것을 권유한다. 의사들이 말하는, '더 이상 해 드릴 것이 없다'는 상태가 바로 이 시기이다. 더 이상 항암 치료를 하는 것이 환자에게는 득보다 실이 더 많다는 것이다.

그런데 이런 상황에서도 항암 치료를 해 달라고 고집하는 보호자들이 있다. 정작 환자는 너무 힘들어서 원하지 않는데, 보호자들이 항암 치료를 해야 한다고 하는 것이다. 물론 이런 보호자들이 나쁘다는 뜻은 아니다. 기적이라는 것도 있을 수 있고, 나아질 확률이 단 1%라고 해도 그 속에 자신의 가족이 속할 수도 있는 일이기 때문이다. 그렇기 때문에 보호자들의 의견이 무조건 틀렸다고는 할 수 없다. 다만 여기서 말하고 싶은 것은 나중에 가족 된 도리를 다했다는 자기 위안을 얻기 위해 환자를 힘들게 하거나 괴롭혀서는 안 된다는 점이다. 보호자를 위해 환자가 힘들어서는 안 된다. 항암 치료에 있어서는 전적으로 환자가 중심이 되어야 한다. 항암 치료는 치료이지 효도가 아니다.

환자에 대한 아쉬움과 미안함, 연민 등 복합적인 감정이 작용하며 적극적으로 항암 치료에 매달리는 것은 이해는 가지만, 이것이 의료 집착적인 행동으로 이어지는 것이 문제이다. 의료 집착적 행위는 말 그대로 집착이지 효도가 아니며, 인간의 품위 있는 임종을 가로막는 방해물일 뿐이다. 중요한 것은 환자의 몸과 마음을 편안하게 해 주는 일이다. 부모님이 건강할 때는 마음을 편안하게 해 드리고, 몸이 아프실 때는 몸을 편안하게 해 주어야 한다. 누구나 한 번은 맞이할 수밖에 없는 죽음 앞에서 부모나 다른 가족을 떠나보내는 것은 자연의 이치이지, 결코 불효나 자신의 잘못이 아니다.

우리나라의 사회문화적 특성상, 환자의 간병은 사회나 국가가 도와주는 영역이 아니라 온전히 가족의 몫이다. 단기간 압축 성장의 대가를 치르고 있는 것인데, 간병뿐 아니라 육아·교육·노부모 봉양 등의 사회복지를 국가에서는 온전히 가족의 몫으로 미루고 있다. 우리나라 사람들 개개인 역시 내 돈으로 낸 세금으로 남의 가족 부양을 한다는 것을 잘 받아들이지 못한다. 한 달에 1,000만 원짜리 고가 항암제는 보험을 해 주면서 정작 필요한 간병비 수십만 원은 보험을 해 주지 않고 있는 것이 현실이고, 간병은 온전히 가족이 부담해야만 하는 개인의 일이다.

환자들 스스로도 본인이 나빠지면 본인을 돌보아 줄 사람이 가족밖에 없다는 사실을 잘 알고 있다. 그러다 보니 본인이 원하지 않더라도 가족의 눈치를 보며 가족의 결정에 따를 수밖에 없는 구조가 된다. 본인은 항암 치료를 더 이상 받고 싶지 않다고 하더라도, 가족들이 항암 치료를 강력히 원하면 환자 본인이 어쩔 수 없이 항암 치료를 받는 경우가 많다.

사회복지가 잘되어 있는 서양에서는 환자 본인의 뜻이 가장 중요하다. 하지만 우리나라에서는 암 치료는 오롯이 가족이 함께 책임지고 감당해야 하는 가족의 문제로 치부되기 때문에, 환자 본인의 뜻보다 가족의 뜻이 더 반영되곤 한다. 미국 사람들은 평균적으로 임종 6개월 전까지 항암 치료를 하는 데 비해서, 서울대병원 자료에서 우리나라 사람들은 평균적으로 임종 1개월 전까지 힘든 항암 치료를 받는다. 살기도 힘든데, 죽도록 항암 치료 받으며, 죽기도 힘든 우리나라. 진정 누구를 위한 항암 치료인지 한 번쯤 생각해 봐야 하는 이유이다.

3) 보호자의 역할론

이쯤에서 암환자의 보호자는 어떤 역할을 해야 하는지 다시 한번 생각해 보자. 혈연血緣 의식이 강한 우리나라에서는 일반적으로 가족이 보호자 역할을 한다. 하지만 피가 섞여 있다고 해서 모두가 보호자 역할을 잘하는 것은 아니다. 해 본 사람은 알겠지만 보호자 역할이라는 것이 쉬운 일은 아니다.

보호자는 기본적으로 환자 옆에 있으면서 환자의 투병 생활을 도와주는 사람이다. 보호자의 역할은 크게 3가지로 나뉜다.

① 육체적 지지
② 경제적 지지
③ 정서적·심리적 지지

암에 걸리고 기력이 떨어져 스스로 식사도 하지 못하고 대소변도 가리기 힘들어지면 누군가가 옆에서 밥도 먹여 줘야 하고 대소변도 치워 줘야 한다. 이것이 육체적인 지지이다. 가족이 해 줄 수도 있지만 고용된 간병인이 해 줄 수도 있다.

경제적인 지지는 두말할 것 없이 치료비를 대는 일이다. 병원비뿐만 아니라 교통비, 식비, 간병인 비용 등 암 투병에 드는 총체적인 비용을 부담한다. 경제적 능력이 없는 경우에는 국가나 사회사업 단체의 도움을 받을 수도 있고, 환자가 경제적 능력이 되는 경우 본인이 직접 부담하기도 한다. 경제적 지지를 꼭 보호자가 해 주는 것은 아니다.

이처럼 경제적 지지와 육체적 지지는 가족이 아닌 다른 사람이 해 줄 수도 있다. 보호자 노릇을 어렵게 만드는 가장 큰 이유는 바로 세 번째인 정서적·심리적 지지이다.

"목말라. 물 줘."
"여기 물 있어요."
"누가 미지근한 물 달랬어? 찬물 달라고, 찬물!"
"아니, 왜 화를 내고 그래요? 그럼 처음부터 찬물을 달라고 하든 가. 그냥 아무거나 마셔요!"

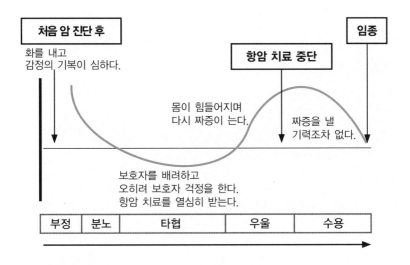

〈그림 2〉 환자의 심리 상태가 변하는 과정

부정	분노	타협	우울	수용

암에 걸리면 짜증이 많아지고 화가 늘어난다. 육체적으로 힘든 데다 정신적으로도 끝이 보이지 않는 싸움을 계속해야 하기 때문이다. 처음 암을 진단 받은 직후와 항암 치료를 중단하는 시기에는 더욱 그렇다. 암을 진단 받은 뒤 어느 정도 마음의 안정을 찾고 항암 치료를 받는 중에는 오히려 보호자가 편하다. 암을 진단 받긴 했지만 육체적 증상이 심하지 않고, 예전에는 미처 몰랐던 가족의 소중함도 느끼게 되고, 항암 치료를 통해 증상이 좋아질 것이라는 희망이 생기기 때문이다. 보호자로서는 이때가 가장 보호자 노릇을 하기가 편한 시기이다.

그러다가 암이 진행되면서 점점 몸이 힘들어지면 또 다시 화가 늘고 짜증이 많아진다. 환자가 짜증을 낼 때는 무조건 받아 주는 것이 좋다. 짜증을 내는 것이 당연하기 때문이다. 게다가 아플 때는 가장 가깝고 소중한 사람에게 짜증을 내게 되어 있다. 환자의 심리 상태가 불안정하고 기복이 심할수록 보호자가 더 심리적·정서적으로 환자를 안정시켜 주어야 한다. 이것을 잘하는 보호자가 진짜 보호자이다.

"여보, 이것 좀 먹어 봐요. 이게 몸에 그렇게 좋대. 어렵게 구해 왔어."

"안 먹는다는데 왜 자꾸만 그래! 안 먹어, 안 먹는다고! 안 먹는다는데 왜 자꾸 그래."

"싫으면 먹지 마요. 그럼 내가 한입 먹어야지. 아, 맛있네. 안 먹으면 자기만 손해지 뭐. 여기 놔둘 테니 나중에 한번 먹어 보든가요. 나나갈 테니 쉬어요."

간병을 하다 보면 보호자도 견디기 힘든 순간이 올 것이다. 보호자도 지친다. 화내고 짜증 내는 것은 받아 줄 수 있지만 호전될 기미가 보이지 않거나 점점 쇠약해지는 환자의 모습을 볼 때 더욱 그렇다. 치료를 해도 좋아지지 않으니 의사도 힘들고, 환자도 힘들고, 옆에서 지켜봐야 하는 보호자도 힘들다. 그럴수록 현재에 충실해야 한다. '돌아가시면 해 드리고 싶어도 못한다', '그래도 살아 계신 지금이 좋구나'라고 긍정적으로 생각해야 힘든 보호자 노릇도 수월해지고, 환자도 편안하게 해 줄 수 있다. 현재가 가장 힘든 것 같아도, 나중에는 지금 이 순간을 그리워하게 되는 일이 분명히 생긴다.

나아가 적어도 가족이나 보호자라면 보호자의 입장만 내세우거나 보호자의 권리만 주장해서도 안 된다. 기쁠 때보다 슬플 때 함께할 수 있는 사람이 진짜 소중한 사람이듯이, 환자가 힘들고 고통스러워할 때 항상 옆에 있어 주는 사람이 진짜 보호자이다.

4) 보호자가 함께 있어 주기

"선생님, 부산 사는 우리 언니가 엄마를 위해서 이런 걸 보내 왔는데요, 이거 먹어도 됩니까?"

"별 도움 안 돼요. 드시지 마세요. 괜히 간수치만 나빠져요. 간수치 나빠지면 항암 못해요."

"선생님, 다른 환자분들이 이거 먹고 엄청 효과를 봤다고 하던데요."

"도움이 되는 거면 제가 벌써 말씀드렸겠지요."

"선생님, 이거 우리 딸이 큰 맘 먹고 비싸게 산 건데, 그냥 먹으면 안 됩니까?"

"저 같으면 안 먹겠어요."

"아니, 선생님. 안 된다, 하지 말라는 말씀만 하지 마시구요, 그럼 무얼 해야 하는지 말씀을 해 주세요."

많은 환자와 보호자분들은 몸에 좋다는 것들을 가지고 와서 환자분들이 꼭 먹을 수 있게 해 달라고 하며 읍소한다. 하지만 일반적으로 의사들은 냉정하게 먹지 말라고 딱 잘라 말한다. 보호자 입장에서는 지푸라기라도 잡고 싶고, 뭔가라도 환자분께 해 주고 싶고, 이것저것 알아보다가 큰 맘 먹고 산 것인데, 의사가 냉정하게 이야기하면 서운해한다.

하지만 더 냉정하게 생각해 보면, 보호자분들이 사 오는 것은 '환자분을 위해 내가 ○○라도 했다'라는 마음의 위안이다. 평소 엄마 속만 썩였고, 우리 엄마는 늘 고생만 하셨는데, 엄마가 암에 걸려서 항암 치료 받으시는데, 멀리 사는 자식 된 도리로, 비싼 건강보조식품이라도 사 드려야 마음이 편할 것 같다는 심정이다.

당연히 물건이 비쌀수록 자식 된 도리를 크게 한다고 느끼게 된다. 돈으로 비싼 물건을 사서 보호자 마음의 죄책감을 더는 것은 아닌지 생각해 봐야 한다. 세상에는 돈으로 살 수 없는 것들이 많다. 반면, 돈으로 살 수 없는 것들을 상품화해서 판매를 하는 사람들도 많다. 돈이 많으면 어느 정도 행복해지는 것도 사실이지만, 돈으로 모든 행복을 살 수 없는 것도 사실이다. 비싼 돈을 내고 사려는 것이 과연 무엇인지, 돈으로 살 수 있는 것인지를 곰곰이 생각해 보아야 한다.

하지 말라는 말에 서운해 하는 보호자분들에게 나는 말씀을 드린다.

"그러지 마시고, 그럼 제가 숙제를 내 드릴게요. 2주 뒤에 저랑 다시 외래에서 뵐 텐데요, 2주간 엄마랑 매일 30분간 같이 얼굴 보며 시간 보내세요. 같이 산책이나 걷기 운동 같은 거 하셔도 좋고요."

"저는 직장에 다녀야 해서 엄마랑 매일 시간을 보낼 수가 없어요."

"퇴근 후에 하면 되잖아요. 그것도 못하면서 비싼 건강보조식품만 사서 택배로 보내면 그게 효도인 것 같아요? 돈으로 때우는 거는 아무나 다 할 수 있어요. 아무도 못해 주는 일을 해 줘야 진짜 보호자죠."

이렇게 무안을 주면 대부분은 더 이상 말을 안 꺼낸다.

환자분을 위하는 길은 여러 가지가 있다. 외래에 같이 와 주는 것, 비싼 건강보조식품 사 드리는 것, 치료비를 대신 내 드리는 것……. 이 중에서 가장 으뜸은 아마도 '힘들 때 옆에 있어 주는 것'이 아닐까? 안 된다는 말만 하지 말고, 그럼 무얼 해야 하는지 알려 달라는 분들께, 나는 환자분과 그냥 같이 시간을 보내라고 이야기한다.

생각보다 함께 보낼 수 있는 남은 시간이 길지 않을 수도 있기에……, 나중에 어느 시점에서는 분명 이 순간을 또 다시 후회하며 지낼 수 있기에 그렇다.

5) 시월드, 처월드

투병 생활을 하다 보면 주로 간병하는 사람이 생기게 된다. 거동에 문제가 없어서 혼자서 병원 왔다 갔다 하면서 항암 치료 받는 것이 문제없는 시기도 있지만, 암이 진행되면 어느 시점에서는 누군가의 도움을 받아야 하는 시점이 오게 된다. 스스로 거동이 어려워지면 누군가의 간호, 간병을 받아야 하는데, 우리나라에서 간병은 가족의 몫으로 인식되기에 가족들이 환자를 챙기게 된다.

가족 중 누가 주된 간병인이 될지는 암환자의 나이가 어떠하냐에 따라 달라진다. 가령 환자가 20대 초반의 미혼 암환자라면 주된 간병인은 보통 환자의 어머니가 된다. 어린 내 새끼가 아픈데 가만히 있을 어머니가 별로 없기 때문이다. 환자가 80대 고령이라면 주된 간병인은 자식들이 된다. 80대라면 배우자가 살아 있어도 체력적으로 간병을 감당하기 힘들기 때문이다. 환자가 40~60대라면 주된 간병인은 보통 배우자가 된다.

환자가 결혼한 30~40대의 경우에도 주된 간병인은 배우자가 되는데, 이런 경우 환자의 부모님이 살아 계신 경우가 많아 가족 간의 갈등으로 이어지는 경우가 있다. 환자가 30~40대면 보통 부모는 60~70대가 되는데, 아무래도 결혼해서 분가한 자식이다 보니 부모가 나서서 간병인 노릇을 하기도 쉽지 않고, 부모의 나이가 많다 보니 간병을 하기에도 체력적으로 힘들다. 그래서 이런 상황의 부모들은 간병을 며느리나 사위에게 맡기게 되고, 간혹 가다가 잘 지내는지 한번 둘러보게 된다.

부모들도 힘들다. 내 자식이 암으로 투병한다고 하니 안타깝고 늘 궁금하긴 해도 연락을 하기도 쉽지가 않다. 전화 한번 하기도 쉽지 않다. 자식들 입장도 마찬가지이다. 오랜만에 부모님이나 시부모님에게 전화가 걸려올 때 괜히 가슴이 철렁하기도 한다.

궁금해도 연락하기가 쉽지 않은 상황에서 오랜만에 자식의 모습을 본 부모는 억장이 무너지는 심정이 되기 쉽다. 암에 걸려서 항암 치료 받는다고 하더니 내 새끼 얼굴이 반쪽이 되어 있는 경우가 다 반사이기 때문이다. 이 나이대의 암환자들은 성인이기에 자기의 약한 모습을 부모에게 보이기 싫어하는 경향도 있다. 부모님이 알면 걱정하신다고 일부러 숨기는 경우도 많다. 이런 상황에서 놀란 부모들은 간병을 하는 며느리나 사위를 비난하기 쉬워진다.

"얘야, 아니 네가 어떻게 간병을 했기에 아범 얼굴이 저렇게 되었니? 밥은 잘 먹이고 있는 거니?"

이런 생각 없는 말 한마디가 비수가 되어서 며느리 가슴에 꽂히기 쉽다. 시부모 입장에서는 아픈 내 자식을 보고 속상한 마음에 그런 말을 했겠지만, 24시간 애써 간병하는 며느리 입장에서는 이 한마디가 마음속의 비수가 된다. 남의 속도 모르는 시부모님의 한마디에, 어디다가 하소연할 곳도 없는 속상한 상황에 처하게 된다. 암환자 간병을 하다 보면 보호자도 심리적으로 지치고 예민해지게 되어 있다. 아무리 최선을 다한다고 해도 어쩔 수 없이 암이 나빠지는 경우도 많은데, 이런 상황에서는 누구의 잘못을 탓하는 분위기를 만들면 안 된다. 적어도 집안의 어른이라면 어른답게 언행을 해야 하고, 내 자식과 그 배우자가 힘든 시간을 보내고 있을 때, 젊은 사람들을 어떻게 해서든 위로해 주고 심적으로 도와주어야 한다. 생각 없이 툭 뱉는 말 한마디로 젊은 사람들 마음에 상처를 주면 안 된다. 원래 노인이 되긴 쉬워도 어른이 되긴 어려운 법이다.

3. 가족 구조와 암 치료

1) 가족 중에 결정권자를 정하자

삶은 늘 선택의 연속이다. 과거에 내가 살면서 했었던 선택들이 모여서 오늘의 내 삶이 된다. 환자를 진료하는 것도 마찬가지여서 늘 선택을 하고 결정을 내려야 한다. 변비가 생겼는데 변비약을 처방할지 말지 등의 사소한 결정에서부터 생사를 좌우하는 중요한 결정까지 진료 과정도 늘 선택과 결정의 연속이다.

그러다가 어느 시점이 되면 항암 치료를 할지 말지, 중환자실로 갈지 말지, 항암 치료를 중단할지 계속할지, 병원을 옮길지 말지 등의 중요한 결정을 해야 하는 순간이 온다. 특히 생사가 오가는 큰 결정 앞에서는 더욱 신중히 고민해야 한다. 큰 결정일수록 가치 판단이 개입되고 정해진 답이 없는 경우가 많아 의사 혼자서 결정할 수가 없는 경우가 많다. 그래서 이렇게 중요한 결정을 해야 할 때는 주로 환자나 보호자와 상의하여 함께 결정을 내린다.

한국의 의사들은 최종적으로 결정을 내릴 때는 주로 가족 중에서 가장 영향력이 큰 결정권자와 의논한다. 가족 내 결정권자는 가족마다 다르다. 가족 구조와 집안 분위기에 따라 달라진다. 가부장적인 집안에서는 주로 아버지나 큰아들이 결정권자가 되고, 조금 개방된 집안에서는 환자의 배우자가 결정권자가 되기도 한다. 가족이 없는 경우에는 실질적인 보살핌을 주는 이웃이나 성직자가 결정권자가 되기도 한다. 의료진의 입장에서는 누가 결정권자가 되어도 상관없지만 가족 중에 결정권자는 반드시 한 명 있어야 한다.

아래의 사례를 읽고 생각해 보자.

A씨는 올해 72세 된 폐암 환자이다. 부인은 전형적인 전업주부이고, 슬하에 2남 1녀의 자녀를 두었다. 병원에 올 때면 늘 부부가 함께 와서 항암 주사를 맞고 가곤 했다. 큰아들은 모 대기업의 이사이고, 작은 아들은 미국 유학 중이고, 딸은 전업주부라고 했다. 출세한 큰아들은 바빠서 자주 오지 못하고, 환자를 주로 간병하는 사람은 부인이었으며, 딸이 자주 와서 엄마를 도와주곤 했다.

그러던 중 갑작스럽게 호흡곤란이 생겨 부인과 딸이 환자를 모시고 응급실에 왔는데, 폐렴이 너무 심해진 것이었다. 담당 의사는 당장 호흡을 할 수 없는 정도이니 인공호흡기를 달고 중환자실로 옮기자고 했다. 지금 당장 인공호흡기를 달지 않으면 반나절도 버티지 못하고 돌아가실 것 같다는 것이었다. 이런 경우 폐암이 함께 있기 때문에 인공호흡기를 떼지 못하는 경우가 60% 정도라고 했다. 최선의 경우, 인공호흡기를 달고 폐렴이 좋아져서 호흡기를 떼고 고비를 넘기는 것이고, 최악의 경우 인공호흡기를 달고 중환자실에서 한두 달 연장하면서 고생하시다 돌아가실 수 있다고 했다.

하지만 부인과 딸로서는 판단이 잘 서지 않았다. 환자 본인에게 물어보면 좋겠지만 숨이 차서 의식까지 흐려진 상태이다. 평소에 나빠지면 어떻게 할 것인지 이야기를 나누어 본 적도 없다. 그런 속도 모르고 의사는 환자를 중환자실로 보낼 것인지 말 것인지를 지금 당장 정하라고 한다. 결국 부인은 "저희가 뭐 아나요. 선생님이 알아서 해 주세요. 저희는 선생님이 시키는 대로 할게요."라고 말했다가 담당 의사에게 면박만 당하고 말았다. "이런 문제는 정답이 없기 때문에 의사가 일방적으로 정할 수 있는 것이 아니에요. 제가 말씀 드린 것을 잘 생각하셔서 가족분들이 상의해서 정하세요."

최종 결정은 보호자들이 하라는 의사의 말에 응급실에 있는 부인과 딸은 발만 동동 구를 뿐 어떻게 해야 할지를 몰라 오랜 시간을 망설였다.

이런 경우 누가 결정해야 할까?

① 환자 본인
② 부인
③ 장남
④ 차남
⑤ 딸

물론 가장 좋은 것은 환자 본인이 정하는 것이다. 본인의 생명에 대한 문제이기 때문에 환자 본인의 생각이 가장 중요하다. 생명이 조금이라도 더 연장되는 것이 본인의 삶에 어떤 의미가 있는지에 대해 환자의 생각이 다르고, 가족 각자가 생각하는 바가 다르고, 가치관도 다르다. 하지만 이처럼 다급한 순간에는 환자의 의식이 없거나 다른 의학적인 이유로 정상적인 판단이 어려운 경우가 많다. 이럴 때를 대비하여 환자가 미리 의사를 밝혀 두는 것도 필요하다. 이렇게 환자 본인의 평소 뜻을 미리 남겨 놓는 문서를 '사전의료의향서'라고 한다. 하지만 평소에 이런 문서를 남겨둔 경우는 많지 않다.

A씨의 경우 정답은 가족 모두가 될 것이다. 혼자서 정할 수 없는 문제이기 때문이다. 하지만 자세히 보면 가족 중에서도 의견을 이끌어 나가는 사람이 한 명은 있게 마련이다. 서로 의견이 엇갈릴 때 의견을 취합하여 가장 합리적으로 의견을 통일하고 책임지는 사람, 이 사람이 바로 결정권자이다.

가족 구조상 결정권자가 애매한 경우도 있을 것이다. 이럴 때에도 반드시 가족 중에 결정권자를 정해야 한다. 험난한 바다를 항해할 때 선장이 필요한 것과 마찬가지이다. 선장이 있어야 태풍에도 끄떡없듯이 결정권자가 중심을 잡아 주어야 가족 모두가 마음을 합쳐 병을 이겨 내기도 수월해진다.

"우리 집은 환자 본인인 아버지의 결정을 따르도록 하자. 만약 아버지께서 의식이 없는 경우에는 어머니의 결정을 따르도록 하자."

"우리 집에서는 큰형님이 교육도 많이 받았고 가장 똑똑하니 큰형님의 결정을 따르자."

"우리 집에서는 둘째가 부모님을 모시고 있으니 둘째의 의견을 따르자."

"우리 집에서는 막내가 실질적으로 치료비를 다 대고 있으니 막내의 결정을 따르자."

이런 식으로 가족들끼리 미리 합의가 되어 있어야 한다. 가족 중에 결정권자는 반드시 필요하며, 결정권자를 정했다면 가족은 그 결정권자의 결정을 따라야 한다. 그리고 어떤 결과가 있든 간에 결정 내린 사람을 비난해서는 안 된다. 서로 합심해서 어려움을 잘 헤쳐나가는 가족들도 있지만, 그렇지 않은 경우도 많다. 생각보다 많은 가족들이 치료 결과를 놓고 서로를 비난한다. 평소 병원에 자주 나타나지 않으면서 리모컨 효도를 하는 사람일수록 다른 가족들을 비난한다. 말한 사람은 비난이 아니라 안타까워서 그런 거라고 하지만 듣는 사람에게는 비난으로 받아들여지곤 한다. 가족 구성원 중에 그런 사람이 한두 명 있으면 비난이 두려워서 아무도 결정을 못 내리게 되고, 그 피해는 고스란히 환자에게 돌아온다. 어려운 때일수록 서로를 비난하지 말고 가족이 똘똘 뭉쳐서 마음을 모아 결정을 해야한다.

가족 내에 최종 결정권자가 있다고 하더라도, 결정을 하기까지 가족이 함께 논의해야 하고 결정은 함께 하는 것이다. 결과를 놓고 그때 그 결정이 옳은 결정이었는지 아닌지를 나중에 판단하는 일은 쉽다. 결과를 놓고 상대방을 비난하기는 쉽다. 후회하기도 쉽다. 하지만 미래는 늘 불확실한 것이고 결정은 나중에 하는 것이 아니라, 지금 이 순간에 해야 하는 것이다. 결정을 하고 책임을 지는 일은 늘 어려운 일이지만 해야 하는 일이다. 그런 선택과 결정의 과정들이 모여서 우리의 삶을 이루게 된다.

2) 가족과의 관계 바로 잡기

세상 모든 사람들이 다 알고 있듯이 가족은 그 무엇과도 바꿀 수 없는 소중한 사람들이다. 세상의 다른 인간관계와 달리 가족은 이해관계가 아닌 혈연을 바탕으로 나의 의지와는 상관없이 맺어진다. 가족은 원하든 원하지 않든 피로 맺어진 존재이며, 그러다 보니 좋으나 싫으나 동고동락을 함께하게 된다. 어렵고 힘든 순간에도 항상 옆에 있어 주는 것은 결국 가족이기에 가족은 우리가 살아가는 힘이 된다.

하지만 우리의 삶을 들여다보면, 이렇게 소중한 사람들을 소중하지 않게 대하는 사람들이 생각보다 많다. 사랑한다는 이유로 상대방을 구속하기도 하고, 늘 가까이에 있다는 이유로 함부로 대하기도 하고, 무심코 뱉은 말 한마디로 가족들의 마음에 상처를 남기기도 한다. 피가 섞인 가족이기 때문에 함부로 대해도 상처가 금방 회복될 거라고 믿기도 한다. 가까이에 있는 소중한 사람들에게 상처를 주면서도 내가 가족들을 힘들게 한다는 사실을 잘 모른 채 살아가는 사람들이 많다.

가족으로 인해 힘이 들기도 하고, 때로는 자존심에 상처 받고 때로는 힘이 들고 안 좋은 일이 있어도 가족은 어쩔 수가 없다. 피는 물보다 진하다는 말은 괜히 나온 말이 아니다. 가족은 살아가는 힘이 되기도 하지만 간혹 살아가는 데 짐이 되기도 한다. 생활 공간을 함께 하면서 수십 년씩 볼 꼴 못 볼 꼴 보면서 가깝게 살기 때문에, 더욱 서로를 존중해 주고 예절을 지켜야 하지만 우리는 그렇지 못할 때가 많다. 타인보다 가족이 더 큰 상처를 줄 때도 있고, 아무리 핏줄이어도 회복되지 않는 상처라는 것이 있다.

혹시라도 가족 간에 갈등이 깊게 있다면 마음의 앙금은 빨리 푸는 것이 좋다. 암이라는 큰 질병을 계기로 가족 간의 앙금을 풀고 용서를 구하는 것이다. 특히 임종을 앞두고 있는 환자라면 더욱 그러하다. 이럴 때 자신의 자존심을 내세우는 것은 어리석은 일이다. 이제 곧 세상을 떠나가야 하는데, 고집 부릴 이유가 뭐가 있고, 용서하지 못할 일이 뭐가 있겠는가. 죽음을 맞이해야 하는 마당에 마음의 앙금이나 원한을 저승길까지 가지고 갈 이유가 없다. 훌훌 털고 홀가분하게 가는 것이 낫다. 여러 가지 이유로 가족 간에 마음의 골이 깊었더라도, 자신의 자존심을 버리고 진심으로 대화를 나누어 보자. 미움과 반목이 아니라 사랑과 이해의 마음으로 가족을 대해 보자. 그렇게 해서 얻어지는 사랑과 이해는 환자에게 큰 힘으로 다가올 것이다.

세상 모든 가족은 서로 사랑하고 이해하는 만큼 갈등이 있다. 다만 이 갈등을 얼마나 지혜롭게 해결해 나가느냐의 문제만 있을 뿐이다. 그 갈등을 풀어 나가면서 사람은 성숙하게 되어 있다. 암이라는 병을 통해 감정의 골이 깊어지며 더 멀어지는 가족이 있고, 암이라는 병을 통해 더 단단하게 사랑하게 되는 가족이 있다. 어떤 가족이 될지는 각자의 선택이다.

3) 독립적인 가족이 되기

"이제는 정말 엄마를 편안하게 보내드려야 할 때가 된 것 같습니다."

"선생님, 도저히 어떻게 안 될까요? 저희는 중환자실이라도 가고 싶어요, 네? 다른 방법이 없을까요? 다른 항암 치료제도 새로 나온 것이 있다던데, 중환자실에서 항암 치료를 하면 좀 좋아지지 않을까요?"

"지금 중환자실 가는 것은 의미 없습니다. 환자분만 고생해요. 중환자실 가지 마세요."

"저는 엄마가 없으면 살아갈 수가 없을 것 같아요."

암 치료를 잘 받기 위해서는 건강하고 독립적인 가족관계가 필요하다. 특히 우리나라처럼 환자의 간호와 간병이 전적으로 가족에게 맡겨지는 나라에서는 더욱 더 그러하다. 암 치료를 어떻게 잘 받을지를 논의하면서 독립적인 가족관계를 이야기하는지 의아할 수 있다. 하지만 가족관계가 어떠하느냐와 암 치료를 어떻게 받느냐는 밀접한 관계가 있다.

엄마를 예를 들어 생각해 보자. 세상에 엄마 없는 사람은 없고, 우리에게는 누구에게나 엄마가 있다. 갓 태어난 갓난아이가 혼자서 할 수 있는 일은 없다. 갓난아이는 먹는 것, 움직이는 것, 외부로부터 보호를 받는 것 등 모든 것을 전적으로 엄마에게 의지한다. 엄마와 긴밀한 애착 관계를 형성한다. 그러다가 아이가 점차 커 가면서 혼자서 할 수 있는 것들이 생긴다. 대소변을 가릴 수 있게 되고, 아장아장 걸어다닐 수 있게 된다. 어렸을 때에는 모든 것을 엄마가 다 해 주어야 한다. 하지만 점점 아이가 커 나갈수록 엄마가 해 주지 않아도 스스로 할 수 있는 것들이 늘어난다. 몸도 무럭무럭 자라나고, 스스로 할 수 있는 것이 점차 많아져서 어느 시점이 되면 엄마의 보호나 도움 없이도 스스로 살아갈 수 있게 된다. 우리는 보통 그 시점을 20세로 여기며, 20세가 되면 성인이 된다고 간주한다.

하지만 20세가 된다고 해서 다 성인이 되는 것은 아니다. 성인이 된다는 것은 나이를 먹는 것과 다른 개념이고, 생각보다 어려운 일이다. 성인이 되었는지를 판단하는 기준은 나이가 아니라 부모 품을 떠나서 독립적으로 스스로의 인생을 살 수 있느냐이다.

독립적인 성인이 되느냐는 것은 한 사람의 인생에 있어서 굉장히 중요한 과제이다. 여기서 독립이라 함은 경제적 독립은 물론이고 의식주를 스스로 해결할 수 있어야 하는 것을 포함하며, 심리적·정서적 독립을 모두 포함하는 개념이다. 본인과 관련된 문제들을 스스로 판단 내리고 결정해 나갈 수 있어야 한다.

대부분의 건강한 부모는 자녀가 독립적인 성인이 되도록 양육을 하지만 그렇지 않은 경우도 많다. 자세히 들여다보면 자녀가 독립적인 성인이 되는 것을 막는 경우가 있고, 그렇게 되면 대부분 자녀들의 마음속에 상처로 응어리진다. 엄마 없이는 살 수 없게끔 의존적으로 만듦으로서 스스로 엄마라는 존재의 이유를 찾는 경우도 있다. 엄마들이 무의식적으로 마음의 깊은 상처가 있을 때, 그 상처를 자녀들에게 똑같이 심어 주게 되며, 서로 지나치게 의존적이 되는 경우가 있다. 아이를 낳고 살아가다 보면 그 상처들이 보이곤 한다. 그런 면에서 부모를 이해하는 가장 좋은 방법은 부모가 되어 보는 것이다.

우리는 모두가 성인이 되며 엄마 없는 세상에서도 살 수 있도록 준비해야 한다. 준비가 되지 않고 독립이 안 되어 있을 때 자녀들은 두 가지 감정을 갖게 된다. 두려움과 불안이다. 엄마 없는 세상에서 살아 본 적이 없기 때문에, 엄마 없는 세상을 홀로 살아 낸다는 것에 대해 두려움을 갖는다.

엄마 없는 세상을 겪지 않으려면, 엄마보다 먼저 세상을 뜨는 방법밖에 없다. 하지만 엄마로 하여금 자식 잃는 슬픔을 겪도록 하고 싶은 자식은 없을 것이다. 엄마는 언젠가는 나보다 먼저 세상을 떠나는 존재가 될 수밖에 없다. 머리로는 그 사실을 이해하지만 그 언젠가는 지금이 아니라 몇 년 뒤여야 할 것 같다. 몇 년만 아니 몇 달만이라도 더 시간이 주어지기를 바란다. 하지만 이미 시간은 수십 년간 우리에게 주어져 왔었다. 그 시간을 엄마를 사랑하는 데 쓴 것이 아니라 그저 늘 당연히 주어지는 시간이라며 헛되이 낭비했을 뿐이다. 엄마 없는 세상에서도 살아갈 수 있는 용기가 있어야 엄마를 잘 보내 드릴 수 있다.

엄마에게 잘해 주지 못한 미안함 때문에 엄마를 연명의료로 고생시켜서는 안 된다. 환자가 원해서가 아니라 가족들이 원해서 효과

없는 무의미한 항암 치료를 해서도 안 된다. 듣지도 않을 항암 치료를 자녀들이 강하게 고집하면, 대개의 나이 든 암환자들은 자녀들의 뜻을 따르곤 한다. 자식 이기는 부모가 없기 때문이기도 하고, 자신의 간병을 자녀들에게 의지하는 입장이기 때문이다.

건강하고 독립적인 관계가 암 치료에 있어서 중요하다고 이야기하지만 여기서 독립적라는 것은 무관심한 관계가 아니다. 나는 나 스스로 생활해 나갈 수 있고 스스로의 여력이 있기에 가족을 보살피는 것이다. 스스로 독립적인 성인이 되면 다른 이를 더 많이 도와줄 수 있다.

독립적인 성인이지만, 어려울 때 서로 돕고 의지하는 것은 아름다운 일이다. 하지만 자신의 부족한 점 때문에 부족한 점을 채워 주는 상대방에게 집착하는 것은 문제가 된다. 지나치게 의존적인 가족관계 속에서는 암 치료, 특히 항암 치료가 더 어렵다.

4) 혼자 남겨지는 자신을 걱정하지 않기

"선생님, 집사람 좀 잘 부탁합니다."
"그러시군요. 많이 걱정되시지요? 열심히 치료해 봅시다."
"저는 집사람 없으면 살 수가 없어요. 여태까지 집안일이며 애들 키우는 일이며 돈 관리며 전부 집사람이 했거든요. 저는 혼자서 그런 일들을 할 수가 없어요."

어느 50대 남자 보호자분과 나누었던 이 대화를 살펴보면 느낄 수 있을 것이다. 이 보호자는 부인을 걱정하는 것처럼 말하지만, 속을 들여다보면 부인을 걱정하는 것이 아니라 부인이 사망하고 나서 혼자 남겨지는 자기 자신을 걱정하고 있다. 혼자서 밥하고 빨래하고 아이들 키울 자신이 없으니 막막한 것이다. 이런 분들은 자기 자신에 대한 걱정과 환자에 대한 걱정을 구분하지 못한다. 자신은 환자를 걱정하는 것이라고 말은 하지만 행동을 자세히 들여다보면 환자를 위한 행동은 별로 하지 않는다.

만일 이 남편이 평소에도 기본적인 집안 일, 자녀 양육, 재무관리 등을 어느 정도 해 와서 스스로 독립적으로 생활을 할 수 있는 능력이 있는 상태라면, 온전히 부인을 걱정하고 돌보는 데 본인의 열정을 쏟을 수 있을 것이다. 하지만 독립적인 생활이 불가능한 상태였기에, 부인도 챙겨야 하고 자기 자신도 챙겨야 하고 해야 할 일이 갑자기 많아졌다. 두려움이나 불안도 두 배로 더 찾아올 것이다. 이럴 때는 더 경황이 없어지게 되고, 자신의 상황이 어떠한지, 해야 할 일은 무엇인지 객관적으로 바라보는 것이 어려워진다. 신경이 더 예민해지고, 쉽게 주변을 원망하게 된다.

간병을 하면서, 혼자 남겨지는 자기 자신에 대한 걱정은 우선 뒤로 미루어야 한다. 변수를 하나라도 줄여야 하고, 상황을 최대한 단순하게 만들어야 한다. 혼자 남겨지는 자기 자신의 생활은 나중에 천천히 해 나가도 되지만, 가족을 돌보는 문제는 나중으로 미룰 수가 없다. 당장 부인을 돌보는 일에 집중하는 편이 현명하다. 옛 어른들이 말씀하셨듯이, 산 사람은 살아야 하고, 산 사람은 어떻게든 살

아가게 되어 있다. 혼자 남겨질 자신을 지금 걱정하며, 지금 해야 할
소중한 일을 못해서는 안 된다.

5) 환자가 세상을 떠난 뒤 남겨지는 어린 가족을 위해

또 한 가지 생각해야 할 경우는 남겨지는 가족들, 그중에서도 특
히 어린 자녀가 있는 경우이다.

한 번은 외래를 보고 있는데 보호자가 따로 찾아왔다. 그 보호자
는 내가 진료하던 환자의 부인이었다. 그간의 안부를 묻고 장례 이
야기를 하다 아이들 아빠에 대한 이야기로 넘어갔다. 그 말에 보호
자의 눈에서 참고 있던 눈물이 쏟아져 나왔다. 손을 부여잡고 한참
을 울다가 감정이 추슬러지자 보호자가 말문을 열었다. 그 보호자는
임종 직전 내가 아이들에게 해 준 말이 너무 고마워서 찾아왔다고
했다. 진즉에 찾아오려 했지만 장례를 치르느라 경황이 없어서 늦었
다는 설명도 덧붙였다.

그는 49세의 폐암 환자였다. 내가 주치의를 맡을 당시에는 폐암이
너무 많이 퍼져 치료는 엄두도 못 내고, 임종 준비만 했을 정도였다.
객관적으로 보면 종양내과 의사로서 내가 의학적으로 해 준 것은 많
지 않았다. 그의 임종을 몇 시간 앞두고, 나는 병실에 잠시 들렀다가
어린 남매가 의식 없는 아빠 손을 붙잡고 울고 있는 것을 보았었다.
중3, 고3짜리 남매였다.

"아빠가 집에서는 어떤 분이었는지 잘 모르겠지만 병원에서는 암이라는 병에도 불구하고 열심히 치료 받고, 꿋꿋하게 암과 싸워 나가던 분이셨어. 사람 생명이라는 것이 정해져 있어서 아빠는 오늘 돌아가시지만 주치의인 내가 보기에 너희들 아빠는 참 용감한 분이셨다. 너희들도 앞으로 살아가면서 어려운 날이 오겠지만 그럴 때마다 암과 맞서 싸우던 아빠를 잊지 말아라. 돌아가신 아빠가 하늘나라에서 항상 너희를 지켜 주실 거야. 엄마 말씀 잘 듣고 열심히 살아야 한다. 특히 고3 때에는 시험이 얼마 남지 않았으니 더욱더 열심히 공부해야 한다. 아빠 생각나고 속상하다고 공부를 게을리하면 아빠가 안 좋아하실 거야. 꼭 열심히 해서 하늘나라에 계실 아빠를 기쁘게 해 드려야지."

개인적으로, 나도 고등학교 2학년 때 아버지를 폐암으로 잃었다. 아버지의 죽음으로 인해 나에게는 많은 변화가 생겼다. 때로는 현실을 미치도록 부정하고도 싶었고, 정말로 가슴이 미어지도록 슬프기도 했다. 미치도록 누군가가 보고 싶기도 했다. 하지만 아버지께서 돌아가시고 난 뒤 정신적으로 많이 성장했다고 느낀다. 아버지의 죽음은 남들보다 어린 나이에 나를 독립된 인격체로 성장시켜 준 밑거름이라 생각한다. 암을 전공하는 의사가 되겠다고 마음먹었던 데에도 그런 영향이 있었다. 그때는 힘들었는데, 지금 와서 지나고 생각해 보면 어쩌면 모든 것이 나를 더 큰 사람으로 만들기 위한 시련이었을지도 모른다는 생각이 들기도 한다.

안 좋은 일은 그 자체로 안 좋은 일이 아니다. 세상에 절대적으로 안 좋은 일이란 없다. 그 일을 토대로 더 성장해 나가는 계기가 된다면 안 좋은 일은 좋은 일이 되기도 한다. 특히 아이들은 안 좋은 일을 통해서 어른보다도 더 빠르게 성장한다.

부모를 암으로 잃고 난 어린 자녀의 어떤 심정이 어떤지 잘 알기에 나는 남겨지는 어린아이들에게 이런저런 이야기를 해 준다. 남겨진 자녀들에게는 암과 맞서 싸운 부모의 용기가 살아가는 힘이 된다는 것을 알기 때문이다.

간혹 임종을 며칠 남겨 두지 않은 시점에서도 어린 자녀들에게 어디까지 이야기해 주어야 할지 몰라 망설이는 경우가 있다. 하지만 앞서 말했듯이 모든 것을 솔직하게 이야기하는 것이 좋다. 남겨질 자녀를 위해 모두가 조금씩 더 배려해 주어야 한다.

6) 내 목숨은 내 것만이 아니다

"선생님, 너무 힘드네요……."
"많이 힘드시지요? 힘든 게 당연한 겁니다."
"이제는 더 버틸 수 있을지 자신이 없어요. 그냥 모든 것이 빨리 끝났으면 좋겠다는 생각이 들어요."
"그래도 가족을 한번 생각해 보세요."

오늘 투병 생활을 하는 자신의 모습을 가족이 기억하고, 나중에 본인이 세상을 떠난 뒤에도 그 기억으로 가족들이 살아가게 된다고 한다면, 당신은 어떤 모습으로 남고 싶은가. 힘들다며 투정만 부리고 화를 내고 가족들을 힘들게 한 기억으로 남고 싶은가. 아니면 힘든 병으로 고생하면서도 항상 밝은 모습으로 의연하게 암과 맞서던 모습으로 남고 싶은가. 이는 전적으로 환자 자신의 몫이다.

그런 의미에서 내 목숨은 내 것이 아니다. 암과 맞서 싸우는 오늘의 내 모습이 내일 가족에게 살아가는 힘이 된다. 나의 삶은 여기서 끝나더라도, 내 가족의 슬픔을 딛고 또다시 살아가야 한다. 현재 나의 모습은 미래를 살아갈 내 가족의 밑거름이 될 것이고, 내 가족들은 나의 모습을 거울삼아 나 대신 미래를 살아 낼 것이다. 삶은 그렇게 단편적으로 끝나는 것이 아니라 누군가를 통해 이어지게 되어 있다. 죽음은 죽음으로 끝나는 것이 아니라 삶으로 이어지게 되어 있다. 우리는 모두 연결되어 있고, 내 목숨은 내 것만이 아니다.

사랑하는 가족들을 생각하면, 내가 어떻게 오늘 하루를 살아야 할지 답이 나온다. 얼마 남지 않은 삶이라고 생각할수록 삶은 소중해지는 법이고, 가족 간에 사랑할 시간이 부족하다고 느끼게 될 것이다. 그럴수록 내 삶은 더 의미 있어지고, 풍요로워진다. 사랑이란 그래서 위대하고, 가족은 그래서 소중하다.

지금은 모르더라도 언젠가는 가족들이 오늘의 내 모습을 이해해 줄 날이 반드시 올 것이다. 인생이란 반복되는 것이기 때문이다. 살아 봐야만 이해할 수 있는 것들이 살다 보면 많이 있다. 특히 자녀들도 나만큼 살다 보면 오늘의 나를 이해할 날이 올 것이다.

인간의 생生은 유한한 까닭에 언젠가는 세상을 떠날 수밖에 없으나, 어떤 모습으로 떠나야 할지에 대해서는 다시 한번 생각해 봐야 한다. 내가 살아온 모습들이 남겨지는 가족들에게 어떤 식으로든 영

향을 줄 것이다. 나는 가족들에게 무엇을 남겨 놓고 갈 것인가. 그것
이 암이 우리에게 주는 숙제일지도 모른다.

1. 정신적인 충격을 받지 않게 암이라는 사실을 숨기는 것보다는 정신적인 충격을 잘 극복할 수 있도록 도와주는 것이 중요하다.

2. 환자에게 암이라는 사실을 언제까지 숨길 수는 없고, 환자는 자신의 상태에 대해 보호자보다 더 정확하게 알아야 한다.

3. 처음 암을 진단 받고 실망한 나머지 치료를 아예 포기해 버리는 경우는 생각만큼 많지 않고, 선의라도 환자에게 거짓말을 하면 환자는 투병 생활을 하는 동안 믿고 의지할 사람을 잃게 되는 것이다.

4. 자녀에게도 부모가 암에 걸렸다는 사실을 알려야 하고, 남겨지는 자녀에 대해 우리 모두가 조금씩 더 배려해 주어야 한다.

5. 나중에 가족 된 도리를 다했다는 자기 위안을 얻기 위해 환자를 힘들게 하거나 괴롭혀서는 안 된다.

6. 보호자의 3가지 역할은 육체적 지지, 경제적 지지, 정서적 지지이다. 이 가운데 가장 중요한 것은 정서적 지지이고, 환자의 심리 상태가 불안정하고 기복이 심할수록 보호자가 심리적·정서적으로 환자를 안정시켜 주어야 한다.

7. 가족 중에서 결정권자를 정해야 한다.

8. 내 목숨은 내 것이 아니다. 암과 맞서 싸우는 오늘의 내 모습이 내일 가족들이 살아가는 힘이 된다.

암 치료
종료 후
건강관리

이번 장에서는 암 치료가 끝나고 난 이후에 어떻게 관리를 해야 할 것인가를 다룰 것이다. 완치 목적의 암 치료를 받았던 환자분은 암 치료가 끝나고 나면 일상생활로 복귀하게 된다. 암 치료도 두려웠지만, 막상 치료가 끝나고 나면 어떻게 해야 할지 막연함과 또 다른 두려움이 밀려오기 마련이다. 이번 장에서는 암 치료 종료 후 건강관리에 대해 함께 알아보도록 하자.

1. 암 치료 종료 후 관리에 대하여

1) 일상생활 복귀 준비

"이제 치료를 끝냅시다. 앞으론 세 달에 한 번 정도 주기적으로 경과만 관찰할게요. 그동안 암 치료 받느라 고생 많으셨습니다."

"선생님, 이제 저, 직장에 다시 다녀도 될까요?"

"직장이요? 아직 휴직 중이시지요? 휴직할 수 있는 기간이 언제까지인가요?"

암을 진단 받고 암 치료를 하게 되면, 직장생활·가정생활·사회생활 등 일상생활보다 병원생활이 중요하게 되므로 일상생활이 잠시 중단된다. 완치 목적의 치료가 아닌 생명 연장 목적의 항암 치료를 받는 경우에는 여기에 해당하지 않지만, 완치 목적의 치료를 받는 분들은 예정된 치료가 종료되면 이제 다시 일상생활로 복귀해야 한다. 그런데 이 과정도 생각보다 걱정되는 과정이다. 특히 활동적으로 일하다가 덜컥 암을 진단 받은 젊은 환자분들은 암 치료가 종료되고 난 이후에 일상생활에 어떻게 복귀해야 할지, 잘 복귀할 수 있을지 고민이 많아지게 된다.

일상생활로의 복귀는 개인의 질병 상태와 생활환경 등에 따라 다 다르므로 정답이 있는 문제는 아니다. 가정생활로의 복귀는 대부분 큰 문제가 안 된다. 암 치료의 과정을 대부분은 가족과 함께 하기 때문에 가족들은 상황을 잘 알고 있고 이해해 주기 때문이다. 학생의 경우 학교는 휴학이 비교적 자유로우므로 학교생활도 큰 문제가 안 된다. 이미 은퇴하신 고령의 환자분들도 이미 직장에서 은퇴했기 때문에, 직장에 대한 고민이 없다. 하지만 한참 일하는 나이에 덜컥 암에 걸린 분들이 걱정을 많이 하게 되는 부분이 바로 직장생활로의 복귀이다.

직장으로 복귀를 고려할 때는 개개인의 상황에 맞추어서 정해야 한다. 환자마다 걸린 암이 다르고, 환자의 연령이 다르고, 체력 상태가 다르고, 치료했던 항암제 종류가 다르고, 하는 일이 다 다르기 때문에 직장생활 복귀에 대해서는 정답이 없다. 결국에는 자신의 신체 건강 상황과 심리 상황, 직장 요인 등을 모두 종합하여 주변 사람들과 논의하여 정해야 한다.

우선 근무하는 직장 요인을 고려해야 한다. 주로 앉아서 근무하는 사무직이라면 가벼운 운동 정도가 가능해지면 직장생활 복귀가 가능하다. 하지만 심한 육체노동을 하는 업무에 종사한다면 가벼운 운동이 가능해져도, 암 치료 후 신체 활동에 대한 부담감이 생길 수 있다. 직장인의 경우 회사의 상황도 살펴야 한다. 회사에서 내가 없으면 일이 안 돌아가는 상황이거나 대체 근무자가 없는 경우에는 아무래도 복귀를 서두르게 된다. 또한 병가를 다 써서, 병가를 더 쓰게 되면 사직을 해야 하는 경우에도 복귀를 서두르게 된다. 요즘은 비정규직 근무자가 많아지면서, 병가를 오래 못 쓰고 몸이 회복되지 않았는데도 어쩔 수 없이 복직하는 경우가 점점 많아지는 것 같다. 반면, 자영업이어서 스스로 근무 조절 가능한 경우는 직장생활 복귀에 비교적 여유가 있는 편이다.

암 치료 후 후유증으로 인하여 근무에 어려움을 겪게 되는 경우도 생길 수 있다. 가령 항암 치료 후 손발저림 부작용만 해도 그렇다. 일부 항암 치료제는 항암 치료 후 장기 후유증으로 말초신경병증이 와서 손발이 저릴 수 있다. 다른 사람들은 조금 손이 저린가 보다 하고 그러려니 하고 지낼 수 있어도, 직업적으로 손끝이 예민해야 하는 바이올린 연주자에게는 손끝저림 증상은 큰 치명타이다. 항암 방사선치료 이후 구강건조증이 심한 경우 학교 선생님들은 입이 말라서 수업 진행이 어렵다고 호소하기도 한다. 장루 수술을 해서 설사가 자주 나오는 경우, 운전기사 분들은 장시간 운전에 어려움을 겪는다. 거래처와 술을 많이 먹어야 하는 영업직 사원들은 건강상 과음하면 안 되기에 술자리가 괴롭다. 또한 딱히 의학적으로 설명되는 것은 아닌데, 암 치료 전보다 피로감이 쉽게 몰려오고, 업무 집중력이 떨어진다고 하는 경우도 있다.

이런 때 직장에 잘 이야기하고 도움을 청해서 편한 근무지로 바꾸는 경우도 있다. 하지만 안타깝게도 많은 직장에서는 이런 상황을 달가워하지 않는다. 회사 내에서 암환자라는 일종의 사회적 낙인이

찍히는 것이다. 회사에 건강상의 문제가 알려질 경우 회사에서 잘릴까 봐 울며 겨자 먹기로 이야기도 못하고 혼자서 힘들게 근무하는 경우가 더 많다. 아직까지 우리 사회에 암경험자의 사회 복귀를 받아들이고 도와주는 문화가 정착되어 있지 않은데, 그들이 성공적으로 사회에 복귀해서 새로운 인생을 살아갈 수 있도록 우리 모두가 도와주어야 한다. 암 치료를 받았다는 이유만으로 이들을 차별하거나 정당한 사유 없이 해고해서는 안 된다.

윤영호 서울대 의대 교수팀이 2005년 위암 진단을 받은 뒤 28개월이 지난 환자 400여 명과 일반인 약 1,000명을 대상으로 조사한 연구 결과에 따르면, 위암 생존자는 암 진단 뒤 일자리를 갖지 못한 비율이 47%로 진단 전인 34%와 비교해 볼 때 크게 높아졌다. 암 진단 전에 일을 하고 있었던 환자 가운데 암 치료 뒤에도 계속 같은 직장에 다니는 환자 비율도 절반(51%)밖에 안 되었다. 또 암 치료 뒤 다시 일을 한 환자들 가운데 37%는 업무 능력이 전보다 떨어졌다고 답했으며, 둘 가운데 하나는 쉽게 피로를 느낀다고 답했다. 일부 전문직이나 공무원을 제외하고는 암경험자의 직업복귀는 우리나라에서는 쉽지 않은 문제이다. 이들의 상황에 맞는 일자리 제공과 함께 업무에서도 이들을 배려하는 정책과 문화가 필요하다.

현실적으로 암경험자가 성공적으로 직장에 복귀하기 위해서는 치료가 종료되어 일상적인 생활이 가능함을 직장에 적극적으로 알리고, 업무의 신체적 강도를 미리 조정하고, 직장 복귀 전에 직장 동료들과 충분한 논의를 하는 것이 좋다. 병원에 정기검진을 받으러 가는 날에는 업무에 지장이 되지 않도록 미리 양해를 구해 놓아야 하고, 직장을 비우는 동안 업무 공백을 메꾸어 주는 동료에게 고마움을 표시하는 것이 좋다. 당연한 이야기겠지만, 직장에 복귀해서 일을 하더라도, 밤샘 야근을 자주 하거나 회식자리에서 자주 과음하는 것은 건강에 좋지 않다. 이는 상식적으로 생각해 보면 당연한 것이다. 우리나라의 노동시간은 전 세계에서 유례를 찾아보기 어려울 정도로 긴 편인데, 이렇게 장시간 과로하는 것은 건강한 사람에게도 바람직하지 않다. 그런데 의외로 암 치료 이후 어쩔 수 없는 회사 사정 때문에 과로하는 경우가 있다. 우리나라 특유의 오래 일해야만 하는 직장 문화 때문이다. 암 치료를 마치고 나서 건강에 신경을 써야 하는데도, 해고가 두려워 과로하는 것이다. 요즘 같은 불경기에 해고 당하면 재취업이 어렵다는 것이 이유이다.

일과 건강의 조화로운 균형은 늘 어려운 일이다. 과거처럼 '암 = 사망'이 아니라 '암 = 가지고 사는 만성병'이 되고 암경험자가 100만 명이 된 요즘 세상에서 암경험자도 직장생활을 잘 해낼 수 있도록 도와주는 일은 무척 중요하다.

2) 치료 종료 후 주기적인 외래 추적 관찰 – 완치와 NED의 차이

"선생님, 이번 CT 결과는 어떤가요?"

"지난번에 항암 치료 마지막으로 6차까지 하고 난 이후에 이번에 찍은 CT에서는 암 덩어리가 보이지 않고 깨끗하네요. 완전관해 상태이고, 아주 좋습니다."

"그러면 저는 이제 완치된 건가요?"

"너무 성급하게 생각하진 마세요. 아직 완치된 것은 아닙니다. 검사 결과에서 암의 증거를 찾을 수 없다 뿐이지, 아직 완치된 것은 아닙니다. 5년이 지난 후에 제가 완치 판정을 내려 드릴 겁니다."

앞서 이야기했듯이 수술이나 방사선치료, 항암 치료를 해서 암을 완전하게 제거하고, 암의 증거가 없이 5년 이상 생존하게 되면, 보통 암이 완치되었다고 이야기한다. 암의 증거가 없는 상태를 NED[no evidence of disease]인 상태라고 하는데, NED는 말 그대로 CT나 MRI, PET, 내시경 검사 등에서 암이 있다는 증거를 찾을 수 없다는 의미이다. '암의 증거를 찾을 수 없다'는 말과 '암이 없다'는 다른 말이다. CT나 MRI에서 암이 있는지를 찾아내려면 암 덩어리가 0.5cm은 되어야 찾을 수 있는데, 이미 암 덩어리가 0.5cm 정도가 되려면 암세포 수억 개가 모여야 0.5cm 크기가 된다. 미세하게 암세포 몇 개가 몸 안에 남아 있는 것은 어떠한 검사를 통해서도 찾아낼 방법이 없다. 이러한 눈에 보이지 않고, 검사에 나타나지 않는 미세한 암세포까지 완전히 없어졌는지를 알아낼 방법이 없기에, 시간을 두고 정기적인 검진을 하는 것이다. 만일 미세한 암세포가 완전히 없어졌다면 5년 정도까지 정기 검진을 했을 때, 암의 증거를 찾을 수가 없게 되는 것이고, 이러면 실질적으로 미세한 암세포가 없는 것으로 간주하여 완치 판정을 내리게 된다. 하지만 만일 몸 안 어딘가에 미세한 암세포가 계속 남아 있었다면 암세포는 계속 자라날 것이고, CT나 MRI로 찾아낼 수 있는 정도의 크기까지 자란다면 나중에 암이 재발되었음을 인지하게 되는 것이다. 현재의 의학적 기술로는 미세하게 보이지 않은 암세포 한두 개까지 다 찾아낼 수가 없기 때문이고, 앞으로 미래에 의학적 기술이 아무리 좋아진다고 하더라도, 암세포 한두 개까지 100% 다 찾아내기는 어려울 것이다.

NED 상태로 5년이 지나면 완치되었다고 간주하지만 이 5년이라는 숫자는 절대적인 숫자가 아니다. 5년이라는 숫자는 지극히 경험적인 숫자이며, 5년이 지나고 나서 재발하는 암이 흔히 있다. 그렇기에 한번 암을 경험하고 나면, 평생을 관리해야 한다고 생각해야 하고, 그렇기에 '암경험자'의 생활 관리가 점점 더 중요해지고 있다.

[칼럼] 재발암 검진, 자주 할수록 좋은가?

김선영의 비정상 진료실(출처 청년의사: http://www.docdocdoc.co.kr/news/newsview. php?newscd=2014121800009)

암환자들, 아니 정확히 말해 암생존자들은 늘 재발의 공포 속에 살아간다. 암수술은 대개 상당 부분의 정상 조직까지 손상되는 큰 수술이고, 일부 고위험군의 경우 방사선치료, 항암 화학치료까지 보통 6~8개월, 길게는 1년까지 걸리는 고난의 여정을 거쳐야 한다. 당연히 그 보상으로 '완치'라는 선물이 기다리고 있을 것이라 기대하지만 암이라는 질병은 그런 인내와 정성을 배반하기 일쑤이다. 재발이라는 청천벽력과도 같은 소식을 접하고 이른바 '투사 projection'라고 부르는, 자신의 불행을 누군가의 탓을 돌리는 반응이 일어나는 것은 흔한 일이기도 하다. 그리고 그 대상은 당연하지만 의사가 된다.

"지난번까진 괜찮다가 왜 갑자기 재발이래요? 지난 검사에서 뭔가 놓친 거 아닌가요?"

"좀더 검사를 자주 해 봤어야 하는 거 아닌가요?"

검사를 제대로 안 해서 재발을 놓쳤다는 의심을 사지 않으려면, 임상 의사는 더 자주 검사를 하도록 처방을 낼 수밖에 없게 된다. 영상의학과 의사는 검사에서 나오는 수많은 애매한 소견도 나중에 놓쳤다는 말을 들으면 큰일이기 때문에 모두 일일이 나열하게 되고, 이에 대한 추적검사를 권유하게 된다. 암환자는 산정 특례가 적용되어 본인 부담금이 5%밖에 되지 않기 때문에, 검사를 자주 하는 것이 환자나 의사나 별 부담이 없다. 그러나 그러는 가운데 더 많은 암생존자가 더 자주 검사를 하게 되고, 검사를 할 때마다 공포와 예기불안에 떨어야 하며, 더 많은 방사선에 노출될 뿐더러 결과적으로 의료비가 상승한다.

그렇다면 암생존자에 대한 적절한 추적관찰 간격과 검사 종류에 관한 권고 사항은 어떻게 될까? 물론 정답은 없을 것이다. 암종 종류별로 다를 것이고 각 국가에서의 해당 질병의 유병률, 사망률과 의료제도의 차이에 따라 달라질 것이다. 내가 주로 보는 대장암의 경우를 예로 들어 보면, 유럽과 미국의 진료 가이드라인에서는 고위험군 환자에서 전산화단층촬영CT을 6~12개월 간격으로 시행하도록 권고한다. 추적관찰 목적의 양전자단층촬영PET은 권고되지 않는다.

우리나라는 어떤가? 현실적으로는 CT를 12개월에 한 번씩만 찍자고 하는 과감한 의사는 아마 거의 없을 것 같다. 대개는 6개월 간격으로 CT를 찍는 것이 일반적이고, 고위험군은 3개월 간격 촬영도 드물지 않다. 최근의 PET 급여 기준 강화 이전에는 CT 대신 PET으로 추적관찰을 하는 경우도 꽤 있었다. 어디까지가 적정 진료이고 어디부터 과잉 진료인지 그 경계는 불투명하지만 외국에 비하여 우리나라에서 더 자주 고가의 검사를 하는 경향인 것은 분명하다.

재발을 일찍 발견하면 치료를 조기에 해서 좋을 것 같지만, 정기적 검진으로 인한 효과는 생각보다 크지 않다. 최근 영국에서 이루어진 임상 연구에 의하면, 정기검진 없이 증상 발생 시에만 의사의 진찰을 받는 경우에 비해 정기적 검진을 받은 경우 수술이 가능한 재발의 진단이 증가한 정도는 4~5%였다. 생존율의 차이는 약 2%였으나 통계적으로 유의하지 않았다. 검진 방법은 종양표지자만 검사하는 경우, CT만 찍는 경우, 둘 다 하는 경우의 3가지였는데 이들 간에 수술 가능한 재발 검출과 생존율의 차이는 없었다. 소요되는 진료비, 검사비, 교통비를 합친 제반 비용과 방사선 노출, 검사 후 예기 불안으로 인한 정신적 소모에 비해 재발 여부에 대한 정기검진이 갖는 효과는 다소 허무할 정도다.

물론 정기적 검진으로 조기에 재발을 발견하여 운명이 달라지는 경우가 소수이기는 하지만 분명히 있기 때문에, 재발 여부에 대한 검진이 필요하다는 것에는 이론의 여지가 없다. 그러나 더 자주 검사를 하고 더 고가의 검사를 한다고 해서 생존율을 높일 수 있을 가능성은 크지 않음 역시 분명해 보인다. 그보다는 오히려 현재의 검사 위주의 검진 관행에 문제는 없는지 돌아볼 필요가 있지 않을까. 환자에게는 손도 안 대고 검사 결과 이상 없습니다, 하고 1~2분만에 끝나는 검진이 아니라, 진료 가이드라인에 있는 대로 병력 청취와 신체 검진과 함께 치료의 장기합병증에 대해서도 상담할 수 있는 환경이 조성된다면 재발로 인한 좌절, 투사, 의료 현장에서의 불신도 조금 덜 할 수 있지 않을까 생각해 본다.

3) 암환자, 암생존자, 암경험자

"안녕하세요? 지난번에 뵙고 6개월 만에 뵙는 것 같네요. 그간 불편한 것 없이 잘 지내셨어요?"

"네. 별 불편한 증상 없이 잘 지냈습니다. 이번에 검사한 것은 잘 나왔나요?"

"이번에 CT와 위내시경 검사를 한 것이 있는데, 결과가 아주 잘 나왔습니다. 검사 결과 모두 깨끗하게 이상이 없는 것으로 나왔습니다."

"다행이네요. 감사합니다, 선생님."

"암 치료를 끝내고 이제 5년이 지났네요. 5년이 지났으니 졸업장을 드리겠습니다."

"졸업장이라고요?"

"네. 병의 증거가 없는 상태에서 5년이 지나서 이제는 완치되었다고 봐도 되고, 이제 제 외래는 그만 오셔도 됩니다. 축하드립니다."

근치적 목적의 수술이나 방사선치료, 항암 치료를 해서 암을 완전하게 제거하고, 암의 증거가 없이 5년 이상 생존하게 되면, 보통 암이 완치되었다고 이야기한다. 암 치료 기술이 발전하고, 암 조기 검진 프로그램이 보편화되면서, 암이 완치되고 장기간 생존하는 분들이 점점 많아지고 있다. 과거 90년대 암환자의 5년 생존률이 40% 정도였던 데 비해서 2010년에는 5년 생존률을 60%까지 향상되었다. 예전에는 '암' 하면 '죽는 병'으로 인식되었지만, 요즘에는 암을 진단 받는 환자 3명 중 2명이 완치되고 있는 것이다.

이렇게 암이 완치되고 장기간 생존하는 분들을 '암생존자' 혹은 '암경험자'라고 이야기한다. '암생존자'라는 말은 영어의 'cancer survivor'라는 단어를 그대로 번역한 말인데, 치료가 점점 좋아지면서 암이 '사형선고와 같은 병'에서 살면서 한번쯤 '경험하게 되는 병'으로 개념이 바뀌면서, 요즘에는 '암생존자'라는 단어보다 '암경험자'라는 단어를 더 많이 사용한다. 암 통계가 처음 집계된 1999년부터 2010년까지 암을 진단 받고 2011년에 생존하고 있는 암유병자는 총 96만 명으로 암 치료 후 5년 이상 장기 생존하고 있는 암경험자 수가 약 100만 명에 육박하고 있다. 암경험자가 100만 명이면, 암경험자의 가족들은 어림잡아도 400만 명이고, 대한민국 인구의 약 10% 정도는 어떤 형태로든 직간접적으로 암을 경험하며 살아가게 된다. 다들 암과 함께 살아간다고 해도 과언이 아니다. 바야흐로 암은 걸리면 죽는 병이 아닌, 살면서 경험하는 만성질환이 되었다.

암경험자가 우리 주변에 점점 더 많아지면서 암 치료 이후의 삶 관리가 더 중요해지고 있다. 예전에는 '암 = 사망'이었기 때문에 암 치료에만 급급했고, 암 치료 이후의 삶은 고민할 여력조차 없었다. 일단은 암으로부터 생존하는 것이 우선이었다. 하지만 암으로부터 장기 생존하는 경우가 3명 중 2명이 되고 있는 요즘에는 암경험자가 암 이후의 삶을 건강하게 살아가는 것이 점점 더 중요해지고 있다. 암경험자들은 많은 신체적 · 정신적 · 사회적 · 영적 · 경제적 문제와 부딪히게 되며, 암에서 벗어난다고 하더라도 때로는 심하게 좌절하게 되며, 암 치료로 인한 삶의 질 저하, 암 재발의 위험 및 이차암 위험에 대해 두려움을 가지고 지내게 된다. 따라서 암경험자를 잘 이해하고, 이들이 가지고 있는 신체적 문제와 정신적 고통에 관심을 가지는 것이 무척 중요하다.

4) 미세 잔류암과 암의 재발

"선생님, 검사에서 암이 안 나오면 괜찮은 것 아닙니까? 왜 5년까지 기다려 봐야 하는 건가요?"

"검사가 100% 다 완벽하진 않습니다. 각종 검사를 해도 도저히 찾아낼 수 없는 미세 잔류암이라는 것 때문입니다."

"미세 잔류암이요?"

암을 한번 겪고 나면 사람들이 가장 두려워하는 것이 아마 재발일 것이다. '재발recurrence'이란 암 치료 종료 후 검사를 해도 암의 증거가 없던 상태NED, no evidence of disease에서 암이 다시 자라나서 암을 찾아내게 된 것을 의미한다. 가령 예를 들어 위암 수술 후 재발의 위험성이 높아서 재발 방지를 위한 보조항암화학요법을 하였고, 2년간 암의 증거가 없던 NED 상태로 지냈지만, 이번에 검사해 보니 간전이가 발견되는 경우를 '재발'이라고 한다. 이 경우 2년간 암세포가 내 몸 속에 아주 없었던 것은 아니다. 내 몸속 어딘가에 눈에 보이지 않는 아주 작은 암세포가 남아 있으면 그럴 수 있다.

눈에 보이지 않는 아주 작은 암세포 몇 개를 '미세 잔류암microscopic residual disease'이라고 하는데, 이런 암세포 몇 개가 씨앗처럼 남아 있으면 나중에 다시 자라나며 재발을 일으키게 된다. 암은 기본적으로 몇 개의 암세포가 자라나서 덩어리를 이루는 병이기 때문이다. 앞의 위암 환자도 2년간 NED 상태로 있었지만 미세 잔류암이 남아 있었는데, 검사로 찾아낼 수 없는 상태로 있었을 뿐이다. 그러다가 2년이 지나며 남아 있던 숨겨진 암세포가 자라기 시작해서 검사로 찾아낼 수 있는 정도로 크기가 커져 암이 재발되었다고 암이 재발되었다고 우리가 인지하게 되는 것이다. 다시 이야기하지만 암은 세포 하나에서 시작하는 병이고, 현재 있는 어떠한 최첨단 검사 수단을 동원하더라도 미세한 암세포 한두 개까지 다 찾아낼 수는 없다. 의학 기술이 발전하면 미래의 어느 시점에는 CT, PET 검사로 찾아낼 수 없는 미세한 암세포 한두 개까지 다 찾아낼 수 있는 날이 올지 모르겠지만, 적어도 현재 시점에서는 그렇게 할 수 없다. 그

〈그림 3〉 미세 잔류암의 기본 개념도

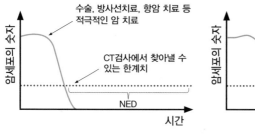

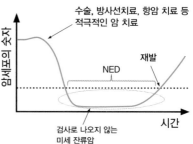

래서 차선책으로 재발의 우려가 있는 기간, 보통은 5년 동안은 정기적으로 CT 등 검사를 받게 된다. 이 5년이 지나기 전에는 검사에서 암이 안 나타나더라도 암이 완치되었다는 이야기를 하지 않는다.

완치 목적의 암 치료를 받았던 분들이 가장 두려워하는 것이 바로 재발이다. 암마다 차이가 있지만 한번 재발되면 대부분의 경우는 이제 완치가 사실상 물 건너가기 때문이다. 따라서 완치 목적의 암 치료를 받고 난 이후의 생활 관리는 암의 재발을 줄이는 방향이 큰 축을 이룬다.

5) 암경험자의 원발암 관리

"이번 CT 결과에서 완전관해가 잘 유지되고 있네요. 다행입니다."

"그러면 이제 저는 어떻게 해야 하지요?"

"정기적으로 저랑 보면서 혹시라도 암이 다시 재발하진 않는지 추적관찰을 할 겁니다. 3개월 뒤에 피검사하고 저랑 다시 만날 것이고, 6개월 뒤에는 CT 찍고 나서 보게 될 겁니다."

"앞으로는 3개월에 한 번 정도만 오면 된다는 건가요?"

"그렇습니다. 외래를 석 달에 한 번 오는 것으로 하시되, 혹시 무슨 문제가 생기거나 증상이 생기면 중간에라도 제 외래를 오세요."

완치 목적의 암 치료를 받고 난 이후에는 원래 있었던 원발암이 재발되지 않는지 주기적으로 검사를 받게 된다. 암마다 다르지만 보통은 3~6개월에 한 번 정도 정기적인 검사를 하고 외래 추적관찰을 하게 된다. 검사는 대부분 가이드라인에서 정해진 항목이 있기 때문에, 담당의사가 권하는 대로 하면 된다. 당연한 이야기지만, 담당 전문의의 외래는 주기적으로 방문해야 한다. 그런데 생각보다 많은 환자가 외래를 오지 않는다. 담당의사가 암이 괜찮고 깨끗하다고 하고, 대부분 환자 스스로 느끼는 증상도 없다 보니, 환자 본인 판단하에 병원에는 오지 않아 버리는 것이다.

원발암 관리를 위해서는 주기적인 추적 관찰이 중요하여, 정기적으로 외래에 방문을 해야 한다. 예정된 외래 전에라도, 전에 없던 증상이 생기거나 스스로 느끼기에 몸에 안 좋은 징조가 있으면 담당의사와 상의하는 것이 좋다.

2. 암경험자의 장기적 문제들

1) 암경험자에게 생기는 주요 문제들

암 치료를 마친 후에는 암과 직접 관련된 건강 문제는 줄어들지만, 치료와 관련된 후기 합병증을 상당기간 경험할 수 있고, 고혈압·당뇨병·심장뇌혈관 질환과 같은 다른 만성질환을 같이 경험하기도 한다.

유방절제술·장루 수술·후두 절제 등과 같이 신체 기능의 변화를 일으키는 수술은 처음에는 암을 치료하기 위해 어쩔 수 없는 일이라고 생각하다가도, 시간이 지날수록 영구히 남게 되는 신체 변화를 받아들이기 힘들어지기도 한다. 항암 치료를 받은 경우에 발생하는 후기 합병증도 마찬가지이다. 후기 합병증은 치료약제에 따라 다양한데, 백내장·심부전·폐 섬유화·신기능 이상·말초신경병증·불임·폐경 등이 있다. 방사선치료와 관련된 후기 합병증은 방사선치료를 받은 부위에 따라서 다르다. 머리 방사선치료를 받게 되면

인지기능 저하, 두경부에 방사선치료를 받게 되면 구강건조증, 심장 쪽에 방사선치료를 받게 되면 심장 기능 저하, 복부에 방사선치료를 받게 되면 방사선 장염 등을 겪게 된다. 방사선치료와 관련되는 후기 합병증은 치료 종료 후 수개월 후에 나타나며, 회복 과정이 비교적 느리고 완전히 회복되지 않는 경우도 있다.

　암경험자는 신체적인 문제뿐만 아니라 정신적·심리적인 문제도 겪게 된다. 재발에 대한 공포나 불안, 우울, 사회적 고립과 같은 심리 사회적 문제를 겪게 된다. 암을 경험하고 나서 직업을 잃기도 하고, 경제적인 어려움으로 인해 정신적인 스트레스를 경험하기도 한다. 의학적으로 딱히 설명이 되지 않는 만성피로감, 무기력함, 성기능 저하, 지속적 부종과 같은 증상이 지속되어 삶의 질이 떨어지기도 한다.

　설령 그렇게 해서 신체적·심리적 어려움을 이겨 낸다고 하더라도 암의 재발이나 이차암 발생의 위험이 항상 도사리고 있다. 그러다 보니 암경험자들은 미래에 대한 불확실성을 가지고 암이 언제든 재발될 수 있다는 불안감을 가지고 지내게 된다. 또한 무력감, 자기 조절력의 상실, 자신감의 변화 및 자아상의 변화 등으로 인한 심리적 부담감을 가지게 되며, 보호자 및 가족들에 대해 스트레스와 불안감도 주게 된다.

2) 암경험자가 장기 생존으로 가기 위한 4대 요인

〈표 1〉 암경험자들이 겪게 되는 주요 문제들

만성질환	고혈압, 당뇨병, 심뇌혈관 질환
후기 합병증	신체 기능의 변화, 백내장, 심부전, 폐 섬유화, 신기능 이상, 말초신경병증, 불임, 폐경, 이차암 발생
심리·사회적 문제	재발에 대한 공포, 불안, 우울, 사회적 고립, 만성피로감, 무기력함, 실직, 경제적 어려움, 가족관계 어려움

　암경험자가 암 치료를 종료하고 건강한 장기생존자가 되기 위해서는 아래 표의 4가지 요인이 중요하다. 암경험자의 생활 관리는 원발암의 재발을 줄이는 방향이 큰 축을 이루지만, 원발암의 재발 여부만이 전부는 아니다. 암 치료로 인한 합병증을 줄이고 삶의 질을 높이고, 더 나아가 더욱 건강한 삶으로 이어지도록 노력하는 것이 중요하다.

〈표 2〉 암 치료 종료 후 장기 생존으로 가기 위한 4가지 요인

첫번째 : 원발암 관리	원래 있었던 암이 재발되지는 않는지 주기적으로 검사를 받는다. 담당 전문의의 외래는 주기적으로 방문한다.
두번째 : 생활 습관 교정	금연, 절주, 균형 잡힌 영양소 섭취, 규칙적 운동, 적정 체중 유지가 중요하며, 건강한 생활 습관을 유지해야 한다.
세번째 : 만성질환 관리	암을 치료하고 관리하는 과정에서 만성질환이 생기기 쉽다. 비만·대사증후군·골다공증·당뇨병 등의 만성질환을 잘 관리해야 한다.
네번째 : 이차암 검진	한번 암에 걸리면 또다른 암에도 걸리기 쉽다. 원발암과는 별개로 기본적인 암 조기검진을 시행하는 것이 좋다.

3) 암경험자의 5가지 생활 습관 : 금연, 음주, 체중, 운동, 식이

암경험자가 건강을 유지하기 위해서는 건강한 생활 습관을 유지하는 것이 중요하며, 이를 위해 금연, 절주, 균형 잡힌 영양소 섭취, 규칙적 운동, 적정 체중 유지를 해야 한다.

(1) 금연

"치료 끝난 것 축하드려요. 그리고 담배는 꼭 끊으세요."

"에이… 그게 어디 말처럼 쉽나요. 선생님은 담배 안 피시지요?"

"네. 저는 담배를 아주아주 싫어하는 사람이어서, 담배는 아예 시작을 안 했어요."

"그러니까 담배 끊기 어려운 걸 잘 모르시지요."

"마약을 안 해 봤어도 마약 끊기 어렵다는 것 정도는 알아요. 담배는 마약이거든요. 일종의 약한 마약이에요. 끊기 쉬우면 마약이 아니지요."

암경험자는 무조건 금연해야 한다. 사실 암환자이든 일반인이든 상관없이 모든 사람들은 무조건 담배를 피워서는 안 된다. 여기에는 단 한 명의 예외도 있을 수 없다. 왜냐면 담배는 마약이기 때문이다. 담배는 WHO가 규정한 마약이며, 국가(담배인삼공사)에서 판매하는 유일한 공식적인 마약이다. 담배는 4,000여 종이 넘는 유해성분이 포함되어 있고, 암·심장병·신장질환 등 만병의 근원이다. 게다가 담배에는 담배를 끊지 못하도록 만드는 중독성 첨가물까지 들어 있다. 담배는 마약이며, 국가에서 필로폰을 파는 것이나 담배를 파는 것이나 다를 바가 없다. 담배는 백해무익하며, 건강 문제와 암을 일으키고 주변 사람들에게도 피해를 준다. 담배는 무조건 끊어야 한다. 하지만 끊기가 쉽지 않다. 마약이기 때문이다. 원래 마약은 끊기가 어렵다. 하지만 마약에 중독된 채 평생을 살아갈 수 없기에 담배는 지금 당장, 무조건 끊어야 한다.

필자는 개인적으로 담배를 아주 싫어하다 못해 담배를 증오한다. 담배 때문에 생기는 폐암과 두경부암 환자분들을 주로 진료하다 보니 매일같이 담배의 극악무도함을 지켜봐서 그렇다. 담배 피우는 사람들을 볼 때마다 담배 끊으라고 권유도 하고 협박도 하고, 금연 프로그램 안내문도 나누어 주어 보았지만, 의사 생활 10년 넘게 하면서 고백컨대 담배를 끊도록 만든 사람은 한 명도 없다. 담배 때문에 암에 걸리고 속상해서 한 대 피우고, 항암 치료할 때마다 힘드니까 한 대 피우고, 저마다 담배를 못 끊는 사연은 차고 넘친다.

〈그림 4〉 외국의 담배 판매대

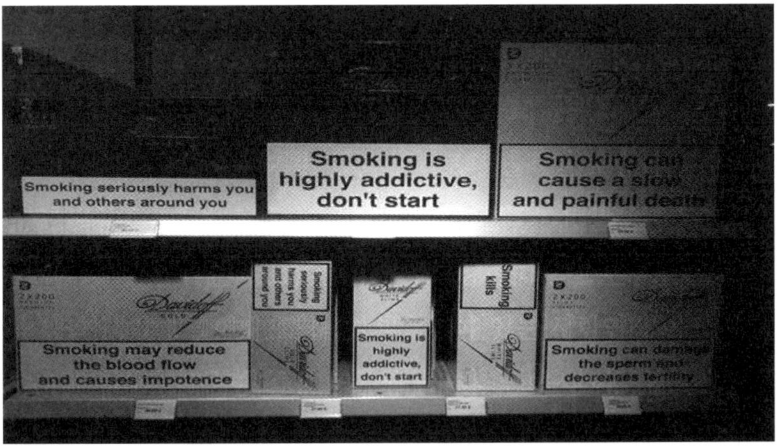

담배의 해로움에 대한 경고 문구가 있다.

게다가 2015년부터는 담뱃값도 인상되었다. 인상된 담뱃값이 흡연자의 금연을 위해 쓰이는 것이 아니라 부족한 세금을 메우는 데 사용되는 것 같아 안타까운 마음이지만, 개인으로서는 지금부터라도 담배를 끊으면 건강은 물론 가계 경제에도 도움이 된다.

[칼럼] 담뱃값 인상을 환영하며

최근 새누리당 김재원 의원이 담뱃값을 2,000원 인상하는 내용의 '지방세법 일부개정법률안'과 '국민건강증진법 일부 개정 법률안'을 대표 발의했다. 이 법률 개정안은 담뱃값을 인상하여, 담뱃값 인상액 중 건강증진기금의 비율을 늘리고 금연 사업 지출을 의무화하는 내용을 담고 있다. 김재원 의원은 법을 발의하며 "담뱃값은 지난 2004년 12월 500원이 인상된 후 물가 상승과 서민 가계 부담 증가 등을 이유로 지난 8년간 인상되지 않았다"며 "OECD(경제개발협력기구) 34개 회원국 가운데 우리나라 담뱃값이 가장 낮고 흡연율은 가장 높다"고 덧붙였다.

담뱃값 인상은 사실 많이 늦었다. 그간 유시민, 진수희 장관 등 정치권의 여러 사람들도 담뱃값 인상을 추진했지만, 담배회사의 로비와 표를 의식한 정치권의 포퓰리즘 때문에 번번이 실패했다. 정치권에서는 담뱃값을 올리면 집권여당은 선거에서 반드시 패한다는 징크스도 있다고 한다. 담뱃값 인상의 필요성을 알면서도 올리지 못한 것은 표의 논리 때문이고, 확실히 정치권에서는 국민의 건강보다 표가 더 중요한가 보다.

이번에 담뱃값을 2,000원 올린다고 하자. 흡연가들 사이에서는 누구를 위한 정책이냐며 벌써부터 거센 반발과 항의가 빗발치고 있다고 한다. 이들의 주장은 크게 네 가지로 요약된다.

— 복지비용을 흡연자에게만 전가한다
— 흡연자의 권리가 무시되고 있다
— 담뱃값이 오르면 돈 없는 서민들이 힘들어진다
— 담뱃값을 올려도 피울 사람은 피운다

정말 그러할까? 사실 이런 논의는 아주 무의미하다.

왜냐면 담배는 마약이기 때문이다. 담뱃값 인상에 대한 논의는 담배는 기호품이 아니라 마약이라는 데서 시작되어야 한다. 담배는 WHO가 규정한 마약이며, 국가(담배인삼공사)에서 판매하는 유일한 마약이다. 1996년 8월 23일 빌클린턴 대통령은 "담배는 마약addictive drug"이라고 선언했고, 미국 FDA에서는 담배를 중독성 마약으로 분류했다. 담배는 4,000여 종이 넘는 유해 성분이 포함되어 있고, 암, 심장병, 신장질환 등 만병의 근원이다. 담배는 그 어떤 중독성 물질보다도 중독성이 강하다. 담배는 백해무익하며 건강과 재정적인 손실을 끼칠 뿐 아니라, 주변 사람들에게도 피해를 준다.

담뱃값 인상에 반대하는 흡연자들의 논리는 담배를 아직도 기호품으로 바라보는 데서 기인한다. 논의의 출발은 담배가 기호품이 아니라 마약이라는 데에서 출발해야 한다. 국가에서 마약을 판매하고 있고, 거리에 마약중독자가 넘쳐나고 있어 이로 인한 사회적 경제적 의료적 문제가 발생하고 있고 사람들이 마약으로 죽어가고 있다. 이를 어떻게 해결해야 할 것인가라는 데서 담뱃값 인상의 논의가 시작되어야 한다.

정말 백 번 좋게 보아 담배를 기호품이라고 해 보자. 담배를 중독성이 강한 약물 정도라고 해 보자. 그렇다고 해서 이번 담뱃값 인상이 터무니없는 것일까? 절대 그렇지 않다. 그 이유에 대해 하나하나 들여다보자.

첫째, 복지비용을 흡연자에게 전가한다.
담뱃값을 올려서 복지비용으로 사용하겠다는 것에 대해 흡연자는 봉인가, 왜 흡연자에게만 세금을 부과하는가 하는 논리다. 국가에서 부담해야 할 복지비용을 국가에서 부담하지 않고 왜 애꿎은 흡연자에게 부과하느냐는 것인데, 과연 그럴까. 만일 흡연자에게 금연하지 못하게 하고 세금을 강제로 부과한다면 이 같은 주장이 옳을 수도 있다. 그러나 흡연과 금연은 본인이 선택하는 것이다. 금연하면 세금을 내지 않아도 된다.
흡연자는 비흡연자에 비해 각종 질병에 걸릴 확률이 높고, 이로 인해 병원 신세를 지는 일이 많고, 의료비를 많이 사용하게 된다. 그 의료비용은 국민건강보험에서 부담하게 되는데, 비흡연자들

입장에서는 흡연자가 스스로 건강을 망침으로 인해 증가된 의료비를 비흡연자들이 떠안게 되는 셈이다. 자동차보험은 여러 번 사고를 내면 사고를 낼 가능성이 높은 운전자로 판단하여 보험료를 올리고, 무사고 운전자는 보험료를 깎아 준다. 생명보험 가입할 때 비흡연자는 그만큼 질병에 걸릴 확률이 적기 때문에 보험료를 깎아 준다. 담배를 안 피는 사람은 건강보험료를 깎아 주고, 담배를 피우는 사람은 의료비를 많이 쓸 가능성이 높으므로 건강보험료를 더 내야 한다. 그래야 공평하다. 그런데 흡연 여부를 설문조사 하여 건강보험료에 반영하기가 현실적으로 어려우므로, 담뱃값을 인상하여 그 비용만큼을 흡연자들이 이용하게 될 의료복지 비용으로 활용하는 것이다. 무엇이 잘못이란 말인가. 그래도 억울하면 담배를 끊으면 된다.

둘째, 흡연자의 권리가 무시되고 있다.

흡연자의 담배 피울 권리보다 비흡연자의 건강을 지킬 권리가 더 소중하다. 흡연은 자발적으로 스스로의 몸을 망치는 행위이지만, 비흡연자의 간접흡연은 스스로의 의지와 상관없이 남으로 인해 내 건강이 손상되는 일이기 때문이다. 흡연자들은 흡연 구역으로 정해진 곳이 너무 멀고 숫자가 적다고 불평을 한다. 그게 힘들면 담배를 끊어야 한다. 마약을 할 권리가 있는 사람은 없듯이 담배를 피울 권리라는 것은 본디부터 없는 것이다.

셋째, 담뱃값이 오르면 서민들이 힘들어진다.

담뱃값 인상이 서민들 상대로 돈 뜯어내는 짓이라는 주장도 있다. 가난한 서민들의 몇 안 되는 삶의 낙이 담배인데, 담뱃값을 그렇게 올려버리면 서민들의 부담이 많이 되고, 물가 상승도 많이 된다는 논리이다. 참으로 궁색하기 그지없는 논리이다.

돈이 없는 가난한 서민일수록 담배를 끊어야 한다. 현재 담뱃값이 한 갑에 2,500원 정도이니, 하루 한 갑 담배를 피우는 사람이 담배를 끊으면 1주일이면 1만 7,500원, 한 달이면 7만 5,000원, 1년이면 90만 원, 10년이면 900만 원이 절약된다. 담뱃값이 올라 4,500원이 되면 10년간 1,620만 원이 절약된다.

담뱃값을 인상하면 주로 가난한 서민이 담배를 못 피우게 될 텐데, 서민이라고 해서 담배 피울 권리마저 빼앗겨서야 되겠는가 하는 논리도 말이 안 된다. 담배는 부자든 가난한 사람이든 남자든 여자든 청소년이든 노인이든 상관없이 무조건 끊어야 한다.

가난한 서민일수록 담배를 끊어야 하는 다른 이유는 건강 때문이다. 만일 담뱃값을 그대로 두어 서민들이 계속 담배를 피우게 된다면 서민들은 계속 병에 걸릴 것이고, 의료비도 많이 들어갈 것이고, 병에 걸리면 직장도 잃을 것이고, 살기가 더 힘들어질 것이다. 특히 서민들은 소득이 적기 때문에 본인이나 가족을 위해 써야 할 다른 비용이 많다. 백해무익한 담배에 돈을 쓰도록 방치해 두어서는 안 된다. 서민들이 담배를 피우도록 방치하는 일이야말로 국가가 서민들을 상대로 몹쓸 짓을 하는 일이다.

넷째, 담뱃값을 올려도 피울 사람은 피운다.

담뱃값을 올린다 해도 담배를 피울 사람은 피우기 때문에, 흡연자의 주머니를 축내고 정부의 수입만 늘린다는 것이다. 아무리 인상해도 피울 사람은 피운다는 이야기는 맞다. 그러나 반대로 끊을 사람은 끊는다는 이야기도 맞다. 선진국의 경험이나 연구 결과를 보아도 담뱃값을 인상하면 금연율은 올라가게 되어 있다. 특히 문제가 되는 것은 청소년 흡연율이다. 담뱃값이 오르면 청소년 흡연율부터 떨어진다고 한다. 청소년은 국가의 미래이다. 이들을 유해한 환경으로부터 보호하고 건강하고 안전하게 잘 키워 내야 할 의무는 우리 모두에게 있다. 자라나는 청소년들이 수십 년 뒤 암 환자가 되도록 조장해서는 안 된다.

하지만 흡연자들은 담배를 끊기가 힘들다고 호소한다. 당연하다. 담배는 마약이기 때문이다. 마약중독자가 마약 끊기가 쉽다고 말하는 것을 본 적이 있던가. 끊기 쉬우면 마약이 아니라 기호품이다. 담배를 끊는 것은 어려운 일이다. 하지만 그렇다고 해서 마약에 중독된 채로 평생 살 것인가. 이 기회에 담배는 무조건 끊어야 한다.

담배는 마약이다. 국가에서 마약을 판매한다는 것은 난센스이다. 하지만 담배만큼 손쉽게 세금을 걷을 방법도 없으니, 수십 년간 해 왔던 담배 판매를 일거에 그만두기는 현실적으로 힘들 것이다. 그나마 담뱃값을 올려서 흡연률을 떨어뜨리고 국민 건강에 기여하겠다는 뒤늦은 결정에 환영한다.

담배를 피우는 사람들은 모두 한결같이 말한다. "담배 끊고야 싶지요. 그런데 그게 잘 안 되네요." 당연한 일이다. 담배는 마약이기 때문에 금연은 의지만으로는 어렵다. 담배를 끊고 싶으면 약물치료를 고려해 보는 것도 좋다. 니코틴 대체요법, 부프로피온 등 금연을 위해 약물치료를 병행한다면, 금연 성공율이 높아진다. 최근에는 각 지역 보건소나 내과/가정의학과에 금연클리닉이 있는 곳이 많다. 금연클리닉에 방문하면, 금연에 대한 동기 부여, 금단 증상이나 흡연의 유혹에 대처하는 방법 등을 체계적으로 지도해 준다.

담배가 해롭고, 담배 끊기는 어렵다 보니 담배를 둘러싸고 가족 간에 갈등이 있는 경우도 많다.

"여보, 또 담배 피웠지? 담배 냄새가 풀풀 나!"
"딱 한 대밖에 안 피웠어. 정말이야."
"그렇게 피워 대서 암에 걸리더니, 아직도 정신 못 차려요?."
"누군 끊기 싫어서 그러나. 안 끊어지는 걸 나보고 어쩌라고!"

비난하기는 쉽고, 변명하기는 더 쉽다. 하지만 비난과 변명으로는 금연과 건강이라는 가족 공동의 목표를 이룰 수 없다. 비난보다는 진심 어린 걱정을 보여 주고 의료진으로부터 적절한 금연 상담을 받을 수 있도록 권고해 주는 것이 필요하다. 금연은 한 번에 성공할 수 없으니 자꾸 금연을 시도해야 한다. 하루 금연을 해 보고, 이틀 금연을 해 보고, 일주일 금연을 해 보고, 자꾸만 금연을 시도해야 한다. 열 번, 스무 번, 서른 번 계속 금연을 시도해야 한다. 금연을 할 수 있다고 용기를 불어넣어 주고, 다른 방식으로 스트레스를 해소할 수 있도록 가족 모두가 힘을 합쳐야만 한다. 담배는 마약이고, 흡연은 치료를 받아야 하는 질병이다.

(2) 음주

"어쩌다가 맥주 한두 잔이나 와인 한두 잔 정도 마시는 것은 괜찮지 않나요? 신문 보니까 와인 한두 잔은 오히려 건강에 좋다던데요?"

"그냥 술은 아예 입에 대지 마세요."

"그래도 사람들 만나다 보면 어쩔 수 없이 맥주 한두 잔을 꼭 해야 하는 경우가 생깁니다. 잔만 받아 놓고 건배라도 해야 하는데, 상대방이 주는 잔을 거부하면 분위기가 이상해져요."

"그러면 그런 날에는 부인께 미리 허락 받아 놓고, 부인이 시키는 대로만 드세요."

우리나라처럼 술에 관대한 문화 속에서 사회생활을 하다 보면 술 없이 지내기가 어렵다는 푸념을 많이 듣는다. 대개 이런 이야기를 하는 분들은 어떻게 해서든 소량의 술은 괜찮다는 이야기를 찾아내기 마련이다. 실제로 매일 와인 한 잔과 같이 소량씩 음주를 하는 것은 심혈관질환 예방 효과가 있다는 것은 일부 연구에서 밝혀진 사실이다. 그런데 이러한 연구들은 해석을 잘해야 한다. 심혈관 질환 예방에 효과가 있다는 결과는, 평소 적절한 음주를 해 오던 건강한 일반인이 현재 습관을 지속해도 된다는 것이다. 음주를 전혀 하지 않던 사람에게 음주를 시작해도 좋다는 결론이 아니며, 암 치료가 종료된 암경험자가 음주를 하는 것이 권장된다는 결론도 아니다. 이러한 연구 결과들은 건강한 일반인 대상으로 한 연구 결과이기 때문에, 암경험자에도 그대로 적용될지는 아무도 모르는 일이다. 술을 좋아하는 분들은 이런 연구 결과들을 술을 합리화하는 방향으로 자기 편한 대로 해석하곤 한다.

문제는 마음가짐이다. '나는 내 건강을 위해서 술, 담배는 일체 안 하겠다' 이렇게 마음먹은 사람과 '나는 가끔 술 한 잔 정도는 하겠다' 이렇게 마음먹은 사람은 건강관리에 차이가 크다. '어쩌다 먹는 술 한 잔은 괜찮겠지'라는 느슨한 마음가짐은 운동도 귀찮게 느껴지게 만들고, 담배 생각도 나게 만든다. 느슨한 마음가짐은 핑계를 불러오고, 핑계는 변명을 불러오고, 변명이 쌓이다 보면 건강관리 전반이 무너진다.

술은 본디 특성상 한 잔이 두 잔 되고 두 잔이 한 병 되고 한 병이 사람을 잡는다. 처음에는 사람이 술을 먹지만, 나중에는 술이 사람을 먹는다. 그렇지 않게 술에 대해 자기 절제를 할 수 있을 정도로 이성적인 사람들은 암을 경험하고 나서 술을 먹으려 들지 않는다. 스스로 절제하기 때문이다.

하루 한 잔의 가벼운 음주가 암 재발의 확률을 높인다는 결정적인 의학적 근거도 부족하긴 하다. 제대로 된 의학적 근거를 만들기 위해서는 임상시험을 해서 한쪽 그룹은 하루 한 잔만 음주를 하고, 다른 쪽 그룹은 술을 먹고 싶은 만큼 먹고, 또 다른 그룹은 절대로 술을 안 먹도록 해서 5년, 10년 추적 관찰해서 암이 재발률이 어떻게 되는지를 비교해야 하지만 그런 임상시험은 현실적으로 불가능하다. 의학적 근거를 운운하기보다, 암 치료 종료 후에는 이래저래 술은 그냥 안 먹고 사는 것이 가장 속편하다. 사회생활을 하면서 회식 자리가 있어도 '나는 암 때문에 술을 못 먹는다'라고 강력히 선언하면 아무도 술을 권하지 않는다. 처음엔 어색할지 몰라도 강하게 거절하면 분위기가 어색하지도 않다. 아무리 세상이 각박하더라도 암 때문에 술을 못 먹는다는데, 건강 망치라고 술을 권할 만큼 나쁜 사람은 없다.

다만, 술을 못 먹는다고 약하게 말하는 것이 문제이다. '암 때문에 의사가 술 마시지 말라고 하긴 했는데, 실제로는 나는 술을 마시고 싶고, 내 입으로 술 못 먹는다고 말은 하지만 옆에서 네가 나에게 술을 강하게 권하면, 나는 네 핑계를 대고 술을 마실 것이다' 이런 마음으로 술자리에 있으면, 상대방도 눈치를 보다가 술을 권하게 되어 있다. 한 잔 두 잔 먹다 보면 기분도 좋고 분위기야 좋아질 수 있겠지만, 이런 일이 계속 반복되면, 그냥 그 사람은 '암에 걸렸지만 술 먹는 사람'으로 인식되어 버린다. 다른 술자리에서 술을 안 먹는다고 하면, 지난 번 다른 술자리에서는 술 마셨다고 하던데 왜 우리와는 안 마시느냐는 소리를 듣게 된다. 그래서 공평하게 모든 자리에서 술을 못 마신다고 강하게 선언을 하면 오히려 더 편하게 된다. 술을 안 마셔도 술자리는 즐길 수 있다.

결국 술을 권한 상대방이 문제가 아니라, 술을 먹고 싶어 하는 나의 문제인데, 사람들은 술을 마셔 놓고 남 탓을 한다. 남들 때문에 어쩔 수 없다고 변명을 한다. 이런 약한 마음가짐으로는 건강관리가 힘들다. 결국은 건강관리에 대한 내 마음가짐의 문제이고, 스스로의 의지에 대한 문제이다. 술을 마시는 것은 내 탓이다.

(3) 체중

"선생님, 제가 치료 받고 나서 살이 계속 찌는데 괜찮은 건가요?"
"몸무게가 몇 kg 정도 나가시지요?"

저체중이 암경험자의 예후를 좋게 만든다는 의학적 근거는 거의 없다. 하지만 과체중이나 비만은 대장암, 자궁내막암과 같은 암의 발생 확률을 높이는 위험 요인이 되고, 암경험자의 예후를 나쁘게 만든다는 연구 결과들을 많이 있다. 무엇이든지 모자라도 지나쳐도 좋지 않은 것처럼, 암경험자의 몸무게도 적절하게 유지하는 것이 좋다. 일반적으로 암경험자는 체질량지수(BMI, 몸무게를 키의 제곱으로 나눈 값)를 18.5~25 kg/m²을 정도로 유지하는 것이 좋다고 알려져 있다. 즉 키가 170cm이면 몸무게를 54~72kg 사이로 유지하는 것이 좋다. BMI 공식은 체중(kg)÷키(m)² 이다.

암 치료 중에 식사를 바꾸고 운동을 하고 생활 습관을 바꾸는 것이 쉽지는 않다. 특히 위암, 두경부암, 췌장암 경험자는 암 치료의 결과로 심각한 체중 감소를 경험하기도 하는데 이 분들은 전반적으로 소모하는 열량보다 섭취하는 열량이 많도록 노력하여야 하며 적절한 영양 평가, 운동치료, 재활치료와 같은 종합적인 접근이 필요할 수 있다. 과체중이거나 비만한 암경험자는 금식이나 약물치료 같은 방법보다는 균형 잡힌 식단과 규칙적인 운동을 통해 적정 체중을 달성하는 것이 건강 상태와 삶의 질 향상에 바람직하다.

(4) 운동

"선생님, 저 이제 운동은 해도 되나요?"
"네, 물론입니다. 운동을 하시는 것이 좋아요."
"그러면 운동을 어떻게 하는 것이 좋나요?"
"그러니까……."

암경험자들이 가장 막연하게 여기는 것 중 하나가 운동이다. 운동이 몸에 좋다는 것을 모르는 사람은 없고, 병원에서는 운동을 하라고 권하지만 막상 시작하려면 몸도 아프고 귀찮기도 하고 어떻게 운동해야 하는지도 애매하다. 암전문의들에게 물어봐도 적절히 운동하라는 대답만 돌아올 뿐, 바쁜 외래 일정 속에서 암전문의들이 시간을 내어 상세하게 설명해 주진 않는다. 대다수의 암전문의들의 주된 관심사는 새로운 수술 기법, 새로운 항암 치료, 새로운 암 연구 결과들이지, 환자들에게 어떻게 효과적으로 운동법을 교육할 것인가에 관심이 있는 암전문의는 거의 없다. 또한 암경험자들이 암 치료의 부작용과 후유증까지 겪다 보면, 체력도 떨어지는 것처럼 느끼고 자신감도 떨어지게 되는데, 이런 와중에 운동까지 병행하는 것은 결코 쉬운 일이 아니다.

그러나 운동은 항암 치료나 수술 등 치료 전후의 암환자들뿐만 아니라 암 치료가 종료된 암경험자에게도 필수적이다. 피트니스 클럽을 다니거나 매일 아침 조깅을 하는 등 무리한 운동을 권하는 것이 아니다. 여력이 되고 체력이 허락하는 만큼 올바른 움직임을 통해 신체의 유연성과 근력을 보존해 주기만 하면 된다.

과거에는 암을 진단 받으면 운동이나 신체 활동을 줄이고 무조건 휴식을 취하도록 하는 일이 많았다. 죽을병에 걸렸으니 무조건 쉬어야 한다는 생각 탓이다. 그러나 이제 암은 더 이상 죽을병이 아니다. 전체 암환자의 완치율은 50%대에 임박했다. 물론 갑상선암 등 종류에 따라서는 거의 99%의 완치율을 보이는 암도 있다. 치료 후 정상인으로, 일상에 복귀해야 하는 이들이 많아졌다는 의미이다. 그만큼 적절한 운동을 통하여 일상생활을 유지하는 것이 중요해졌다.

적절한 운동은 암환자든 일반인이든 상관없이 건강에 도움이 된다. 다양한 임상 연구를 통해 밝혀진 정보에 따르면, 운동은 암환자들의 신체 기능을 향상시킬 수 있는 안전하고 좋은 방법이다. 또 암환자의 피로도를 개선하고, 삶의 질 측면에도 좋은 영향을 미친다. 대장암·유방암 등의 재발을 방지하고, 암의 진행 속도를 늦추는 효과도 있다. 삶을 위협하는 또 다른 질병이 생기는 것을 막아 암환자의 생존율을 높이기도 한다. 미국암협회(ACS)에서는 '운동은 암 치료 계획에 있어서 빠질 수 없는 중요한 한 부분'이라고 명시하기도 했다.

■ 운동이 만성질환에 미치는 영향

- 고혈압 : 혈압 강하
- 당뇨병 : 혈당 강하, 인슐린 감수성 증가
- 고지혈증 : 콜레스테롤 수치 감소
- 비만 : 지방량 감소, 체중 감소
- 심혈관질환 : 심근경색, 뇌졸중 위험 감소

■ 운동이 암환자에게 미치는 영향

- 암 관련 피로도 감소
- 손발저림 개선
- 우울 불안 호전
- 수면장애 개선

암환자의 치료 종료 후 운동은 전신 상태나 동반 질환, 몸 상태에 맞추어서 하게 된다. 일반적으로는 유연성운동, 유산소운동, 근력운동을 조화롭게 하면 된다.

〈표 3〉 건강을 위한 운동처방 예

종류	운동 횟수	운동 강도	운동 시간	운동 종류
유연성	매일 1~2회	관절 반경 증가	10~20분	스트레칭, 요가, 필라테스 등
유산소	주 5회 이상	약간 힘든 정도	30~60분	속보 경사 걷기, 조깅, 줄넘기, 자전거, 테니스, 에어로빅 등
근력	주 2회 이상 20회	가능한 무게로 12회	10세트	아령, 역기 운동, 기구 운동 등

출처 : 2018 physical activity guidelines for Americans, 치료 후 건강관리 가이드 p.208

아직까지 암환자를 위한 최적의 운동 수준은 확립되어 있지 않다. 암 종류와 치료 단계 등에 따라 겪는 부작용과 후유증이 다르고, 그에 따라 주의해야 하거나 적합한 운동도 모두 다르기 때문이다. 운동 계획을 짤 때에는 암 치료 단계, 암종별 부작용과 후유증 등을 모두 고려해야 한다. 가령 유방암에 걸려 림프선을 절제한 암환자는 치료 후 림프부종이 발생할 수 있으므로 부종을 고려해서 운동 계획을 세워야 한다. 호르몬 치료를 받는 유방암 환자분은 호르몬 치료로 인하여 근육량의 감소 및 골다공증으로 인한 골절의 위험도 증가한다. 배뇨 및 배변 기능 이상으로 요실금과 변실금 등의 후유증도 생긴다. 갑상선암이나 두경부암 환자는 목과 어깨의 움직임이 제한될 수도 있으므로 맞추어 운동 계획을 짜는 것이 좋다.

아울러 환자의 지구력과 근력, 유연성 등이 고려된 정확한 운동법도 필요하다. 미리 대략의 계획과 스케줄을 세운 후, 의료진과의 상의해서 자신에게 도움이 되는 맞춤 운동 계획표를 만드는 것이 효과적이다. 암환자에게 시기별 운동의 강도 설정은 매우 중요하다. 건강한 사람에게는 저강도 혹은 중등도 강도라고 생각되는 운동이 암환자에게는 매우 고강도의 운동이 될 수 있기 때문이다. 실제로 극심한 피로를 느끼는 암환자에게 평소 정해진 운동의 강도를 그대를 실행하면 환자는 더욱 심한 피로감에 빠질 수밖에 없다. 또 수술을 받은 환자가 통증을 참으며 무리한 운동을 하면 수술 부위에 손상을 줄 수도 있다. 암환자의 운동은 절대 무리하지 않는 범위 내에서 운동 종류와 빈도, 기간과 강도 등을 설정해 안전하게 실시하는 것이 가장 바람직하다. 요즘은 인터넷에 '암환자 운동'이라고 검색만 해도 구체적인 운동법에 대해 설명해 주는 사이트나 동영상을 찾을 수 있다.

너무 거창하게 운동 계획을 세웠다가 힘들어서 그만두는 것보다는, 꾸준히 실천할 수 있는 범위의 운동을 지속하는 것이 좋고, 가벼운 스트레칭, 산책, 맨손체조 등도 충분히 좋은 운동이다. 운동을 너무 거창하게 생각하면 사흘 하다가 그만두기가 쉽다. 계획보다 실천이 중요하므로 처음에는 작게 목표를 세우고 매일 해 보는 것이 중요하다. 처음부터 너무 무리하면 안 된다. 안 하는 것보다는 낫다는 기분으로 아주 조금씩 하면서 늘려 나가는 것이 더 좋다. 집 근처 학교 운동장이나 산책 코스를 이용해서 하루에 삼십 분 정도 살짝 빠른 속도로 걷기운동을 해 보는 것도 좋다.

운동의 중요성은 아무리 강조해도 지나치지 않고, 개인적으로는 먹는 것보다도 운동이 더 중요하다고 생각한다.

(5) 식이

암경험자의 영양 섭취에 대한 근거 자료는 충분하지 않지만, 암 재발과 다른 만성질환을 고려할 때 전체 식이 구성을 일반인에게 권고하는 바람직한 식단 구성에 따라서 하는 것이 바람직하다. 일반적으로 당분이 높은 식품은 섭취를 줄이는 것이 좋다. 지방을 많이 함유한 음식은 칼로리가 높아 비만을 부르고 동맥경화증 위험을 높이며, 일부 암의 예후를 나쁘게 할 수도 있으므로 적게 섭취하는 것이 좋다. 적당량의 단백질 섭취는 암 치료기, 회복기, 장기 생존기, 진행 암의 모든 단계에서 필수이며, 채소와 과일은 필수 비타민과 식이섬유 등이 많아 좋다. 싱싱한 채소와 과일은 비타민 · 무기질 · 섬유소 외에도 유익하다고 알려진 다양한 식물성 화학물질을 포함하고 있어 우리 몸의 대사를 도울 뿐 아니라 수분 함량이 많고, 열량 밀도가 낮아 체중 조절에도 도움이 된다.

그런데 이를 모르는 사람은 없다. 암경험자나 그 가족들은 암에 좋다는 특정 음식이 어떤 것이냐고 물어보곤 한다. 암 치료 의사들은 보통 그런 질문에 성심껏 대답을 해 주지 않기에 건강보조식품 파는 업자들이나 인터넷을 통해서 수소문해서 이른바 암에 좋다는 특정 음식을 많이 넣은 식단을 짜곤 한다. 특정 음식이 암의 재발을 줄인다고 명확하게 결론 난 음식은 없다. 암 치료가 종료된 이후 가장 많이 저지르는 실수 중 하나는 건강에 좋다는 음식이나 건강식품만 골라서 편식하거나 무조건 잘 먹어야 한다며 과식을 하는 것이다. 세상 모든 것이 과해도 문제이고 부족해도 문제이듯이 음식도 조화가 중요하다. 조화는 등한시한 채 특정 음식군에 초점을 맞추는 것은 오히려 건강을 잃는 지름길이다. 한두 가지 특정 음식이나 영양제에 의지하기보다 신선한 채소, 과일을 포함하는 나만의 식단과 식습관이 나의 몸을 건강하게 해 줄 것이다.

식습관 관리의 첫 번째 목표가 균형 잡힌 식단이라면, 두 번째 목표는 암 치료 이전의 건강 체중으로 회복하는 것이다. 대부분은 암 치료를 받으면서 체중이 줄어들기 때문에 암 치료 이전의 건강 체중으로 몸무게를 늘리는 것이 필요하다. 만일 암 치료 전에 지나치게 과체중이거나 비만이었다면, 체중을 천천히 줄이면서 건강 체중으로 맞추는 것이 좋다. 암경험자가 건강 체중에 도달하기 위해 일반인처럼 급격하게 체중 조절 계획을 짜는 것은 좋지 않다. 체중 계획을 세우더라도 한 달에 1kg 정도 천천히 변화시킨다고 생각하는 것이 좋다.

4) 암 치료 종료 후 만성질환의 관리

"현재 검사 결과는 깨끗하게 잘 나와서 보이는 암이 하나도 없는 상태입니다. 앞으로도 이렇게 깨끗한 상태가 유지되었으면 좋겠습니다."

"선생님, 그럼 이제부터 제가 조심해야 하는 것은 무엇이 있나요?"

"암에 대한 관리도 중요하지만 동네병원 잘 다니면서 당뇨와 고혈압 관리도 잘하셔야 합니다."

"암도 이겨 냈는데, 뭐 당뇨라고 못 이겨 내겠습니까?"

암을 극복했다고 해서 모든 질병의 위험으로부터 해방되는 것은 아니다. 암 진단 후 5년이 지난 장기 생존 암환자들에게서 재발, 이차암과 같은 암 자체가 문제되기도 하지만 암과는 다른 별개의 만성질환으로 고통을 겪는 경우도 많다. 주로 문제되는 만성질환은 당뇨·고혈압·뇌혈관질환·심혈관질환·골다공증 등이다. 암경험자는 그렇지 않은 일반인에 비해 이러한 만성질환 유병률이 높다.

왜 암경험자에서 이런 만성질환이 많이 생길까? 일반적으로 암환자분들은 잘못된 생활 습관을 가지고 있는 경우가 있다. 암을 초래하는 나쁜 생활 습관에는 담배·음주·비만 등이 있을 수 있는데, 이런 생활 습관은 암을 유발하는 것뿐만 아니라 당뇨·고혈압 등 만성질환에도 좋지 않은 습관들이다. 암 치료 부작용으로 인해 만성질환이 생기기도 한다. 대표적인 것이 골다공증이다. 유방암으로 호르몬 치료를 장기간 받게 되는 경우에는 골다공증의 위험도가 증가한다.

그렇다면 왜 이런 만성질환이 문제가 될까? 암 치료 후 만성질환은 그 자체로 삶의 질을 떨어뜨리거나, 기능 장애를 초래한다. 만성질환 자체가 원발암의 예후를 나쁘게 하거나 이차암 발생의 위험을 높이기도 한다. 그리고 암이 재발할 경우, 만성질환 자체로 인하여 암 치료가 어려워지는 경우가 생긴다. 가령 당뇨합병증으로 콩팥 기능이 떨어지게 되면, 콩팥에 부담이 되는 항암제를 쓸 수가 없어 치료에 애를 먹는 경우가 생길 수 있다.

일반적으로 생각해 보면 암경험자는 만성질환 관리를 잘할 것 같지만, 오히려 암경험자는 만성질환 관리를 제대로 안 한다. 환자분들이 만성질환에 대한 중요성을 스스로 못 느끼는 경우도 많다. 내가 암도 이겨 냈는데 그깟 고혈압도 이겨 내지 못할까 하는 마음에 관리를 안 하는 경우도 많다. 암을 치료하는 의사들 역시 암에 대해서는 많이 알지만, 만성질환에 대해서는 전문가가 아니다 보니 만성질환에 대해 잘 모르는 경우도 많다. 이러한 이유들로 암경험자의 만성질환 관리가 등한시되는 경우가 있는데, 그래서는 안 된다. 암 치료를 할 때에는 암 치료가 더 급하므로 암 치료가 우선되어야 하겠지만, 암 치료가 종료되고 난 이후에는 만성질환 관리를 더 철저히 해야 한다.

5) 이차암 검진

"선생님, 조직검사 결과는 잘 나왔나요?"

"제가 지난번 검사에서 폐에 덩어리가 보인다고 말씀드렸고, 예전에 있었던 위암이 폐로 전이된 것인지 확인하기 위해 조직검사를 해 보자고 했었지요. 지난번에 했던 검사 결과가 폐암으로 나왔습니다."

"폐암이라고요?"

"네, 그렇습니다. 위암이 폐로 전이된 것인지, 아니면 위암과 무관하게 별개의 폐암이 생긴 것인지에 따라서 치료 방법이 완전히 달라지는데요, 이번에 조직검사 했던 것은 편평세포 폐암으로 나왔고, 예전의 위암과는 완전히 다른 모양의 암으로 나왔습니다."

"그럼 별개의 암이 또 생겼다는 말인가요?"

"맞습니다. 위암은 완치되어 있는 상태인데, 이번에는 폐에서 시작된 원발성 폐암이 새롭게 진단된 것입니다. 두 번째 암이 찾아온 것이지요."

"다른 사람들은 암에 안 걸리는 사람도 많은데, 저는 어떻게 암이 두 개씩이나 생기나요?"

"평균수명이 길어지고 암 치료 성적이 좋아지면서, 요즘에는 암이 두 번씩 찾아오는 경우가 점점 늘어나고 있습니다. 이렇게 두 번째 생기는 암을 이차암이라고 합니다."

암경험자에게 암 치료 이후에 새롭게 발생하는 암을 '이차암' 또는 '이차성 원발암'이라고 한다. 위암으로 수술하고 보조 항암 치료해서 위암은 완치가 되었는데, 이번에는 폐암이 걸리는 식이다. 원래 있었던 암이 다시 자라는 재발이나, 다른 부위로 옮겨져서 자라는 전이와는 다른 것이다. 흔히들 재발이나 전이를 이차암과 혼동한다. '재발'이란 먼저 발생한 암의 세포가 눈에 안 보이게 제거되었다고 생각했는데 다시 생기는 경우이고, '전이'는 먼저 발생한 암의 세포가 혈액 등을 타고 다른 부위로 옮겨 가서 자라나는 것이다.

'이차암'은 먼저 발생한 암과는 무관하게 다른 부위에서 새롭게 암세포가 발생하여 자라는 것을 말한다. 예를 들어, 위암으로 이전에 수술을 받았던 환자에게서 위암세포가 폐에 가서 자라면 '재발'이라고 하고 '위암이 폐로 전이되었다'고 이야기하지만, 위암과는 무관하게 폐에 새로운 암이 발생하면 폐암이라고 한다.

암경험자에게 새로운 이차암 발생의 위험은 일반인에 비해 높다고 알려져 있다. 연구마다 조금씩 차이는 있지만 보통 1.1~1.7배 정도 높다. 유전자의 문제일 수도 있고, 환경적인 문제일 수도 있다. 가령 담배를 많이 피는 경우 폐암이 걸렸다가 폐암은 수술로 완치가 되었는데, 나중에 식도암이 걸리는 경우가 대표적인 예이다. 담배를 피우더라도 유난히 암에 잘 걸리는 유전적 체질이 있을 수 있는데, 담배는 폐암을 일으키기도 하고 식도암을 일으키기도 한다.

원인이 무엇이든 암경험자는 이차암이 생길 확률이 일반인에 비해서 높기 때문에, 한 가지 암이 완치된 이후에도 주기적으로 암 검진을 받아야 한다. 하지만 실제로는 암경험자들의 이차암 검진률은 의외로 일반인의 암 검진률에 비해 높지 않고, 대부분 원발암에 대해서는 주기적으로 검진을 받지만, 이차암에 대한 검진을 포함하지 않은 경우가 있다.

암을 한번 경험했던 분들도 적절한 검진을 통해 이차암을 조기에 발견하여 치료하면 완치 가능성을 크게 높일 수 있으므로 최소한 일반인들에게 권고되는 수준의 암 검진은 받아야 한다. 암경험자에게 권하는 이차암 검진은 크게 3가지로 나눌 수 있다.

① 현재 연령과 성별을 고려하여, 누구나 받아야 하는 암 검진(예 : 국가 5대 암 검진)
② 그동안의 생활 습관으로 인해 생길 수 있는 이차암에 대한 검진(예 : 흡연으로 인한 폐암에 걸렸던 환자에서 식도암 검진)
③ 암 치료의 후유증으로 생길 수 있는 이차암에 대한 검진

6) 암경험자로 잘 살아가기

암경험자로 잘 살아가는 것은 쉬운 문제가 아니다. 앞에서 언급한 신체적인 관리 외에도 암경험자들은 사회적 · 심리적 · 영적 문제 등 다양한 문제를 겪게 된다.

(1) 암경험자의 심리적 · 영적 문제

영적 문제는 암생존자에 있어서 조직화된 종교나 개인적 믿음 등의 형태로 드러날 수 있다. 암 치료 전체의 과정은 신체뿐 아니라 영적인 면에서의 믿음을 요구하는 복잡한 여정이다. 어떤 암경험자들은 "왜 하필 내가?"라는 의문과 죄책감을 가지고 지낼 수 있다. 암경험자들은 풀리지 않는 슬픔과 자신의 삶에 대한 근본적인 의문을 영적인 차원에서 해결하는 경우가 있다. 아무래도 암에 걸리고 나면

삶과 죽음의 문제를 다시 한번 생각하게 되고, 자신의 삶의 목표와 삶의 의미를 찾으려 하기 때문이다. 암을 진단 받고 종교를 갖게 되는 이유도 그러한 이유이다.

영적 문제는 개인마다 차이가 있는 문제여서 일괄적으로 이야기하기 어렵지만, 자신의 삶의 목표와 의미를 찾아나가는 것은 중요한 일이다. 과학적으로 입증되진 않았어도 이러한 영적 과정을 통해서 암을 극복하는 힘을 얻게 되며, 살면서 겪게 되는 여러 힘든 문제를 해결해 나가는 바탕이 될 수 있다.

(2) 피로

피로는 약 30~40%의 암경험자들이 지속적으로 호소하는 고통스러운 증상 중 하나로, 건강한 사람의 피로에 비해 더 심하고 더 괴로우며 일상생활에 상당한 지장을 초래하기도 한다. 일상생활에 지장을 초래할 정도의 심한 피로를 느끼는 경우에는 우선 피로를 일으키는 원인으로 건강 문제가 있는지를 확인할 필요가 있다. 피로감을 느끼게 하는 주요한 건강상의 원인으로는 빈혈, 갑상선기능 변화, 암의 재발 등이 있다. 담당의사와 상의해서 검사를 하고 중요한 건강 문제가 없는 것으로 판정이 나면 우선은 한시름 놓게 된다. 검사에서 큰 이상 소견이 없으면 다행스러운 일이다.

하지만 딱히 검사상 이상 소견이 없고 의사들이 해 줄 것이 없다고 하더라도, 내가 주관적으로 느끼기에 피로하면 괴로운 일이다. 피로감이 지속되면 일상생활이 어려워지기 때문이다. 만일 피로가 특정 원인에 의해 이차적으로 발생하는 것이 아니라면, 여러 심리적인 문제도 찾아보아야 한다. 피로에 대한 부적절한 인지, 재발에 대한 두려움, 활동과 수면 조절 장애, 사회적 지지 부족과 부정적인 감정 등이 피로감을 일으킬 수 있다.

또한 피로감이 있더라도 최대한 일상적인 생활을 유지할 수 있도록 다양한 시도를 해 봐야 한다. 규칙적으로 생활하기, 일의 우선순위를 정하여 하기, 필수가 아닌 일은 미루어 하기, 일하는 속도 조절하기, 일의 양 조절하기, 적절한 보조 도구 사용하기 등이 이에 해당된다.

(3) 외모의 변화

암 치료의 과정에서 체중 변화, 탈모, 장루 착용, 소변 주머니 착용, 유방 수술 후 보형물, 목소리의 변화, 보이는 부분의 수술 흉터 등의 문제가 생길 수 있다. 암 치료 당시에는 치료가 급했기에 이러한 변화에 별로 신경 쓰지 않지만, 암 치료가 종료되고 일상생활로 복귀해야 하는 시점이 되면, 이러한 신체의 변화가 아무래도 신경 쓰일 수밖에 없다. 이런 신체 변화를 잘 받아들이는 사람도 있지만, 어떤 분들은 지나치게 부정적으로만 바라보며 받아들이지 못하는 경우도 있는데, 이런 경우 자존감이 낮아질 수도 있다. 사람은 사회적 존재이다 보니, 다른 사람들과 끊임없이 관계를 맺게 되는데, 암 치료로 인한 외모의 변화 때문에 다른 사람들을 만나기 꺼려진다든가 자존감이 위축되면 사회적 문제로 이어지게 된다. 암경험자의 가족과 친구들은 이러한 신체적 변화에도 불구하고 변함없는 애정과 지지를 표현해 주어 이들의 사회생활 복귀를 도와주어야 한다.

인간관계의 본질은 외모가 아니다. 외모가 좋아야지만 유지되는 인간관계는 대부분 깊이 있고 도움 되는 인간관계는 아님을 이해하고, 외모의 변화에도 불구하고 있는 그대로의 나를 받아 주는 사람들을 가까이하며 지내는 편이 낫다. 겉으로 드러나는 나의 모습이 나의 본질이 아님을 이해해야 한다. 겉모습과 나를 동일시하지 말아야 한다. 하지만 외모의 변화로 인해 지나치게 자신감을 잃게 되고 부정적인 감정이 도저히 조절이 안 된다면, 전문 상담가나 환우회, 의료진에게 도움을 받는 것이 좋다.

암은 더 이상 절망이 아니다. 암경험자들의 문제는 의료진들의 도움, 건강한 생활 습관, 과학적 근거를 가진 건강관리, 가족 및 주변 사람들의 도움을 통해 해결할 수 있는 것들이 대부분이다. 혼자가 아니라 함께 이겨 내는 것이다. 비 온 뒤에 땅이 굳듯이, 암 치료가 끝나고 나면 더욱 건강해질 수 있다.

1. 직장으로 복귀를 고려할 때에는 개개인의 상황에 맞추어서 정해야
   한다.

2. 근치적 목적의 수술이나 방사선치료, 항암 치료를 해서 암을 완전
   하게 제거하고, 암의 증거가 없이 NED no evidence of disease 5년 이
   상 생존하게 되면, 일반적으로는 암이 완치되었다고 이야기한다.

3. 암 치료 후에는 정기적인 검진을 통하여 암이 재발하지는 않는지
   점검해야 한다.

4. 암경험자를 잘 이해하고, 이들이 가지고 있는 신체적 문제와 정신
   적 고통에 관심을 가지는 것이 무척 중요하다.

5. 암경험자들이 겪게 되는 주요 문제들로는 고혈압·당뇨병 같은 만
   성질환, 암 치료에 따른 후기 합병증, 다양한 심리 사회적 문제가
   있다.

6. 암 치료 종료 후 장기 생존으로 가기 위해서는 첫째 원발암 관리,
   둘째 생활 습관 교정, 셋째, 만성질환 관리, 넷째 이차암 검진이 중
   요하다.

7. 생활 습관 교정으로는 금연, 금주, 체중 관리, 운동, 균형 잡힌 식이
   습관이 중요하다.